2023国家执业药师职业资格考试

全真模拟试卷

U0882913

中药学专业知识（一）

试卷附图

吴春虎　主编

中国健康传媒集团
中国医药科技出版社

试卷附图

模拟试卷（一）

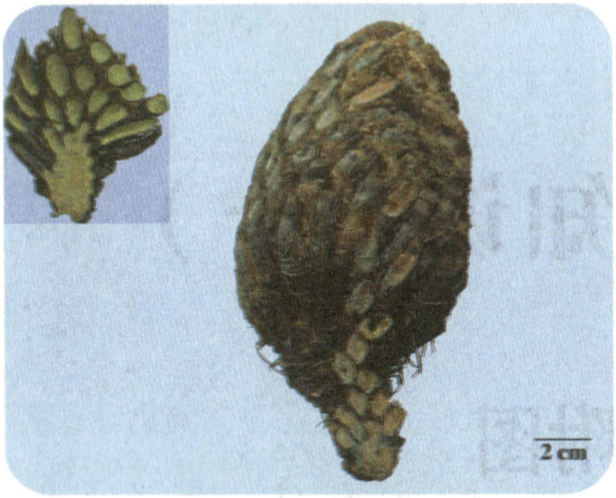

图1–1（第33题）

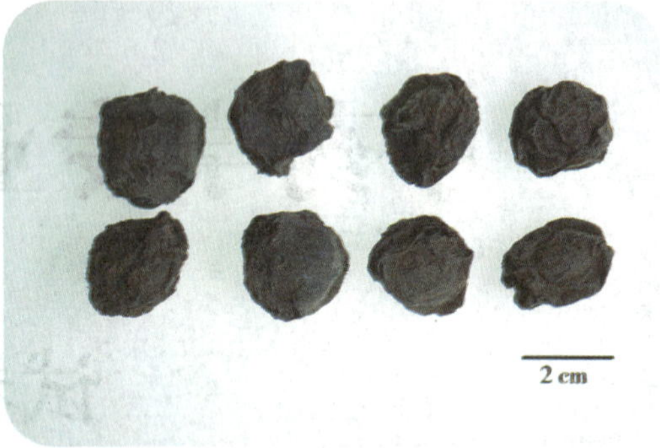

图1–2（第36题）

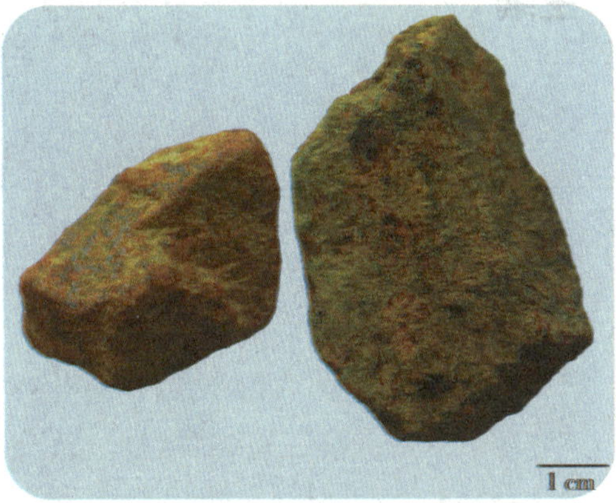

图1–3（第36题）

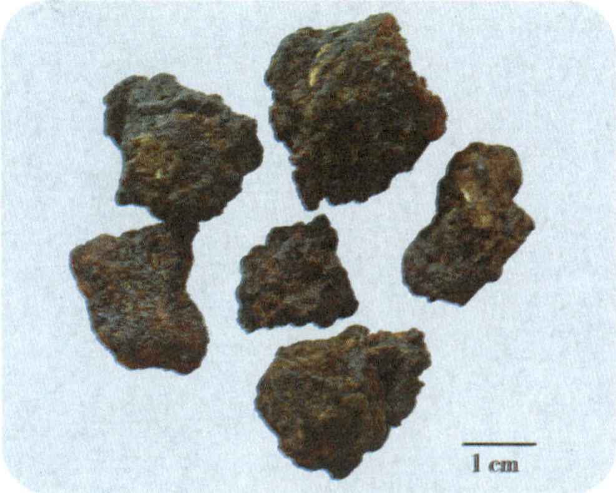

图1–4（第36题）

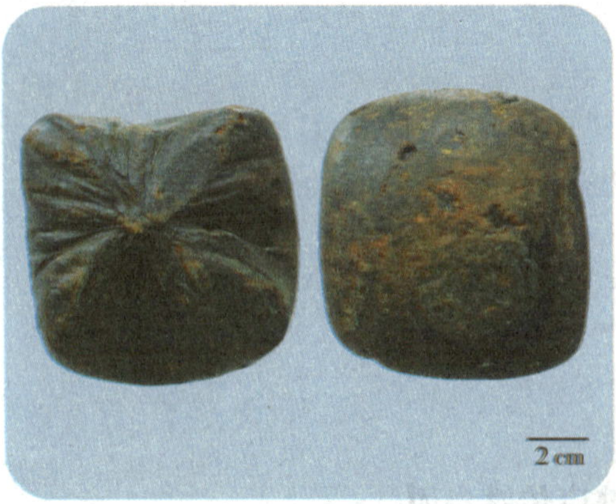

图1–5（第36题）

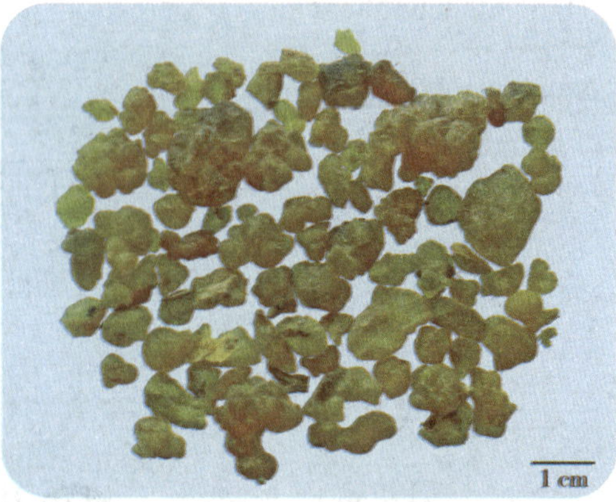

图1–6（第36题）

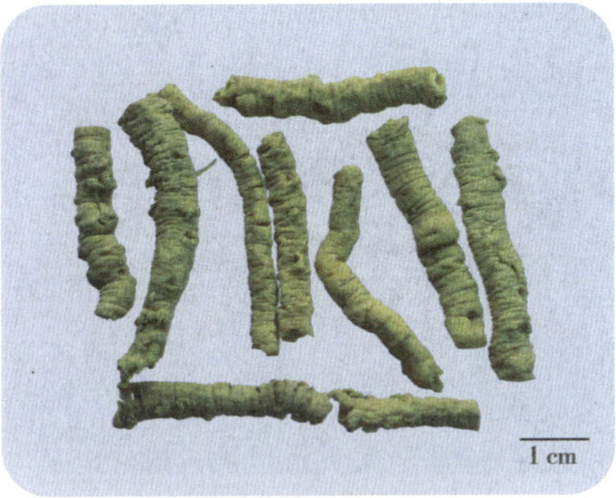

图1-7（第37题）

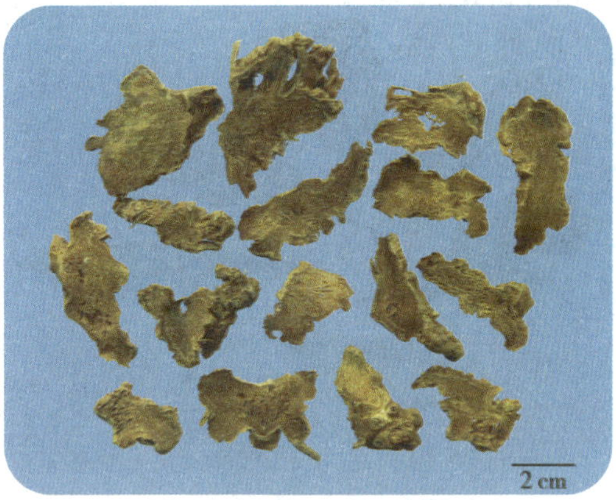

图1-8（第37题）

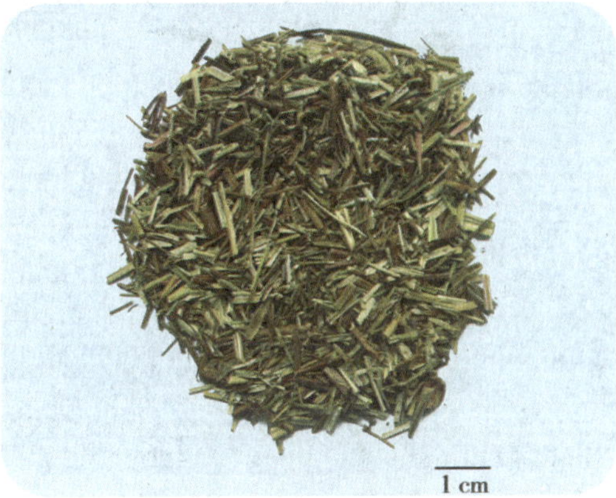

图1-9（第37题）

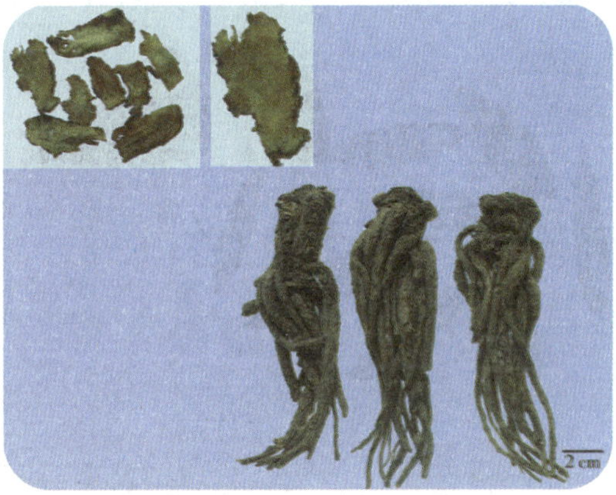

图1-10（第37题）

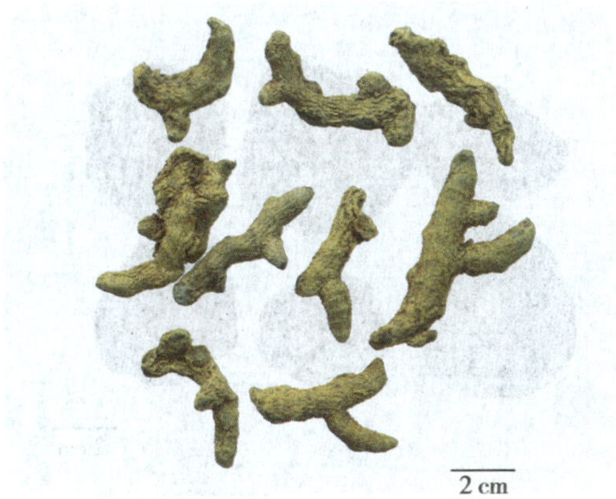

图1-11（第37题）

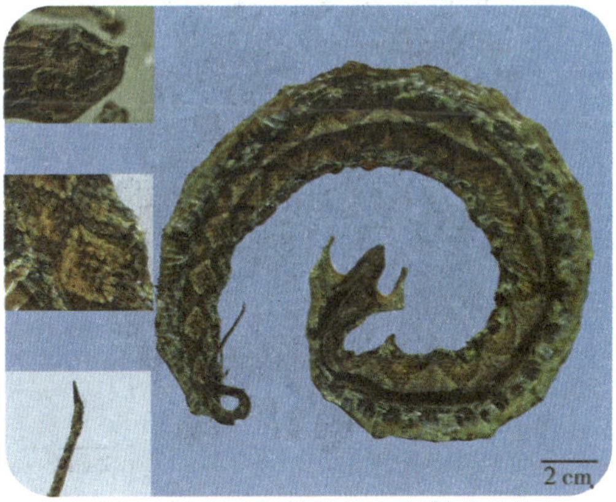

图1-12（第39题）

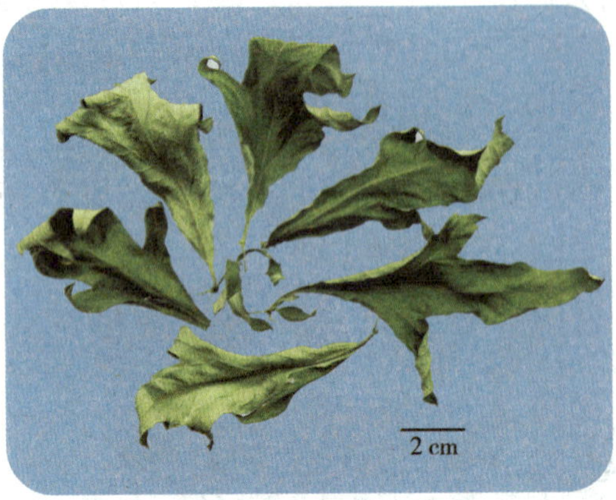

图1-13（第46~48题）

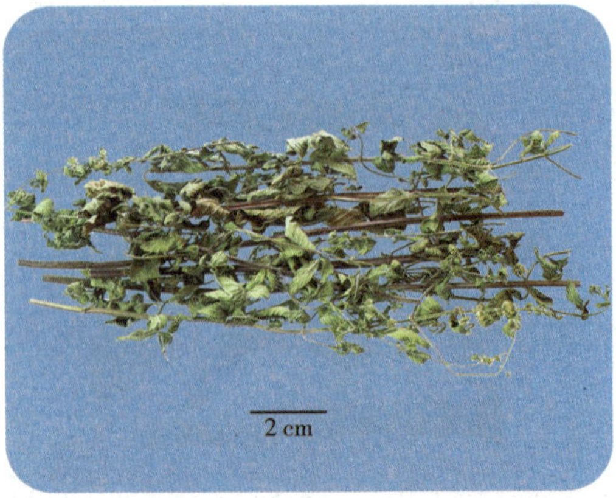

图1-14（第46~48题）

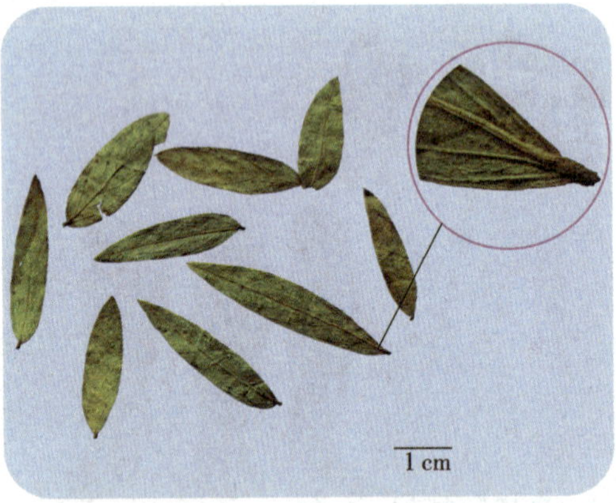

图1-15（第46~48题）

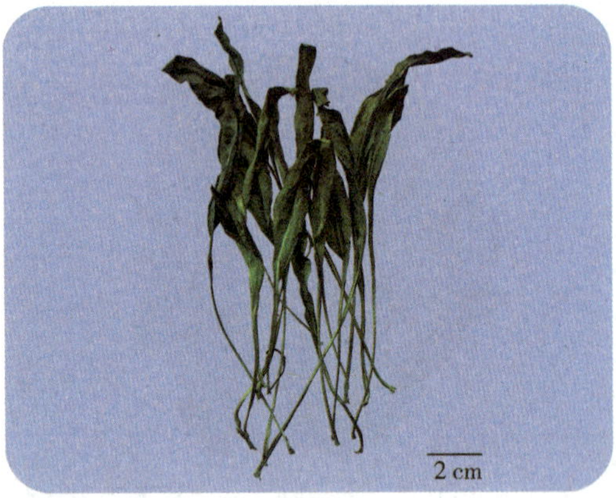

图1-16（第46~48题）

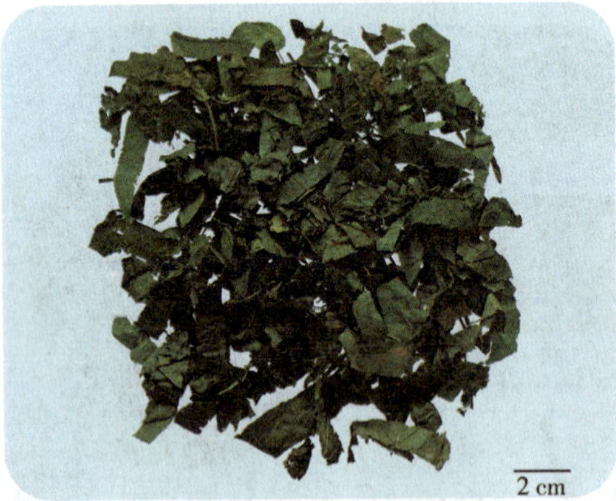

图1-17（第46~48题）

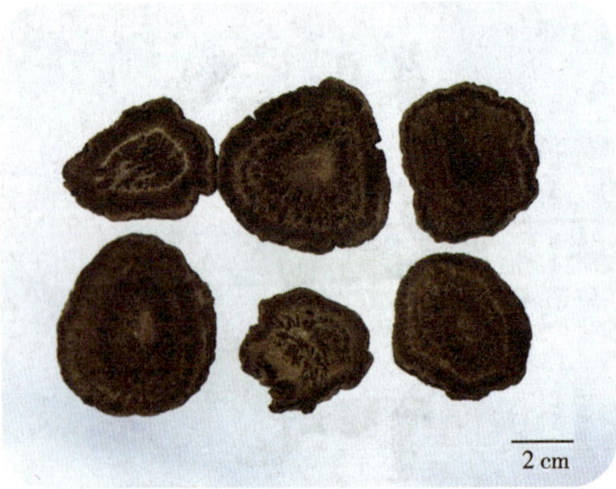

图1-18（第85题）

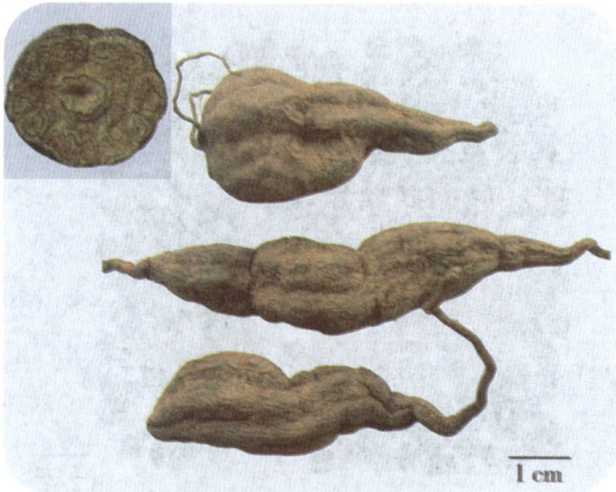

图1–19（第86题）

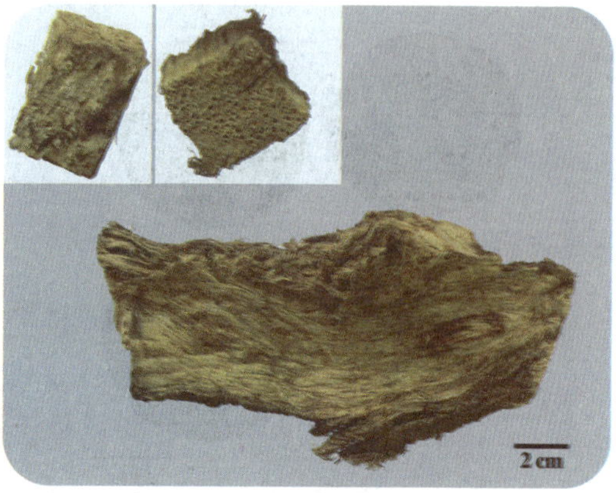

图1–20（第90题）

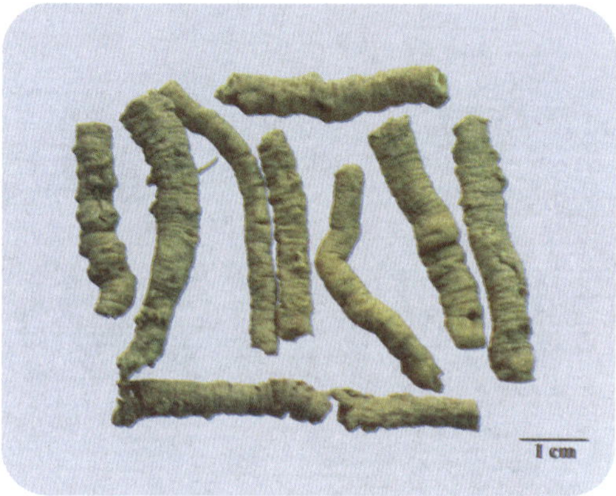

图1–21（第91题）

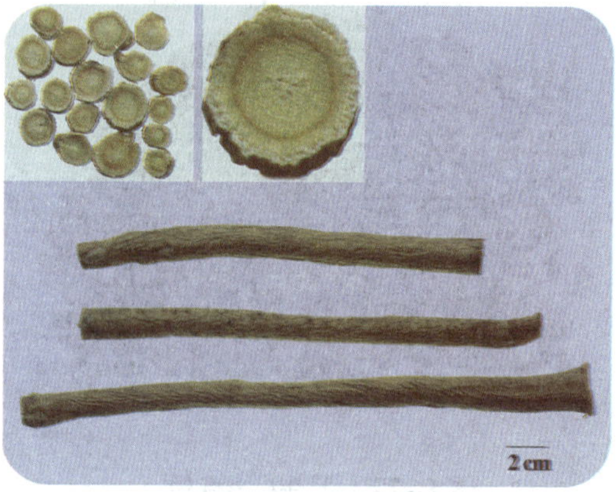

图1–22（第92题）

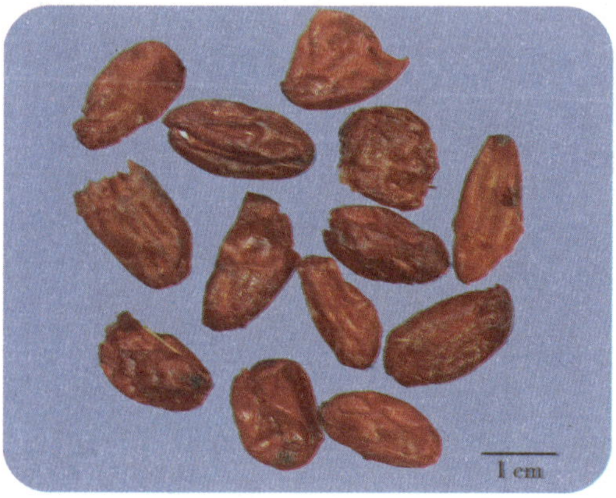

图1–23（第99~100题）

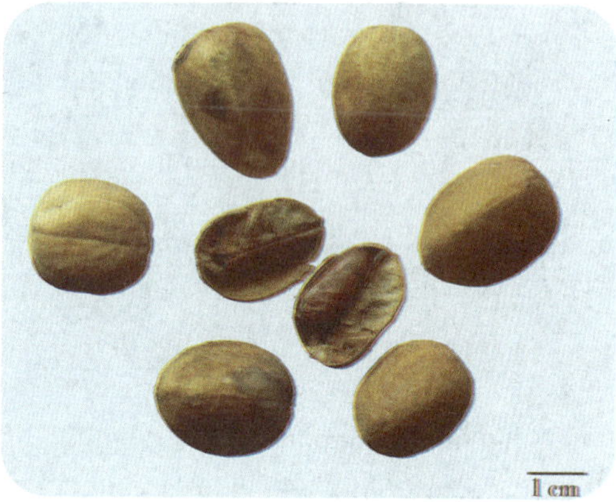

图1–24（第99~100题）

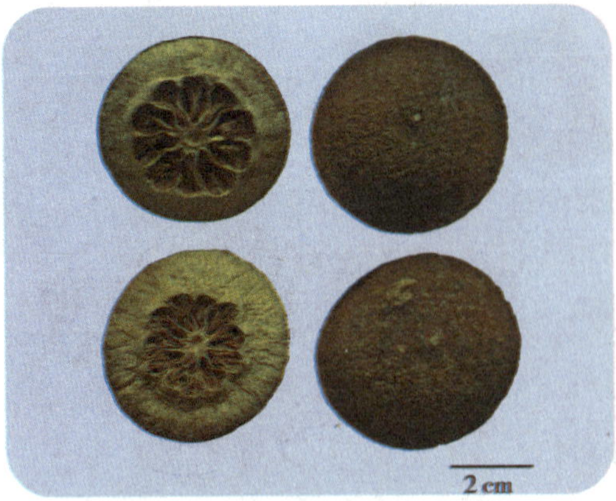

图1-25（第99~100题）

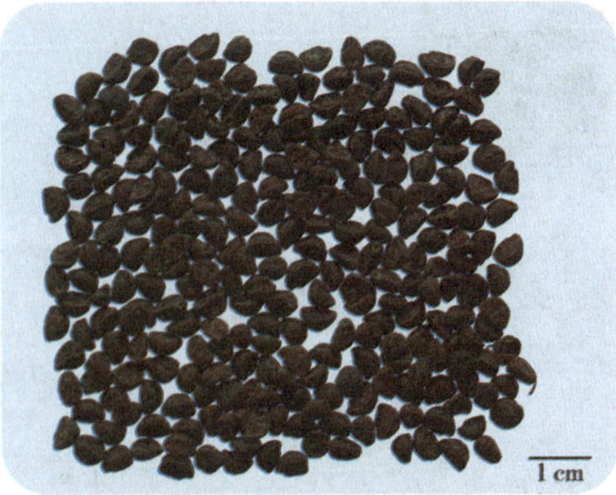

图1-26（第99~100题）

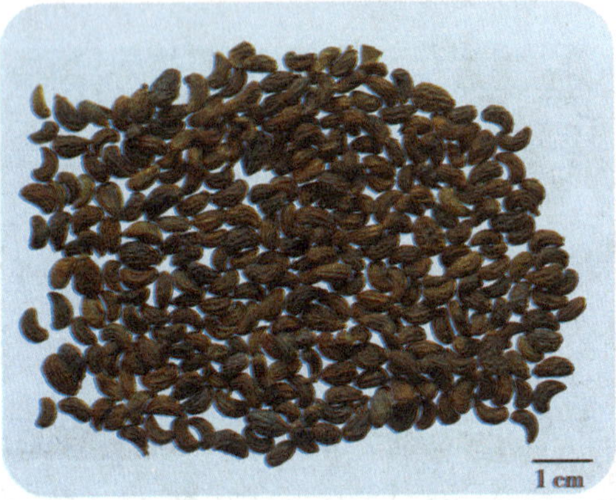

图1-27（第99~100题）

模拟试卷（二）

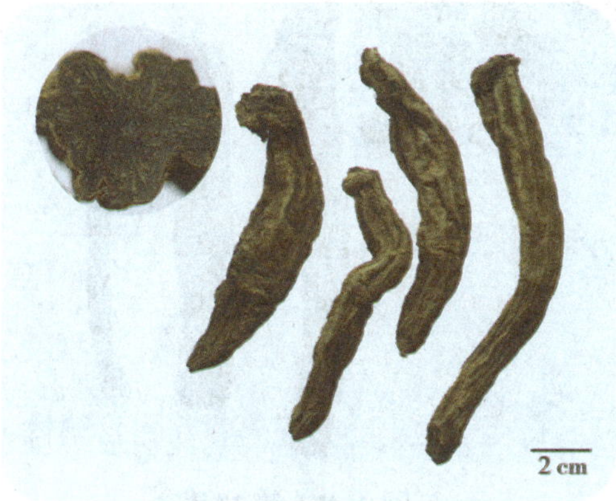

图2–1（第15题）

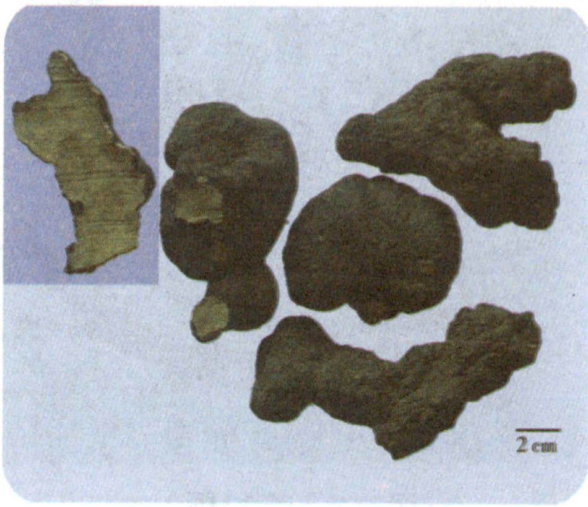

图2–2（第15题）

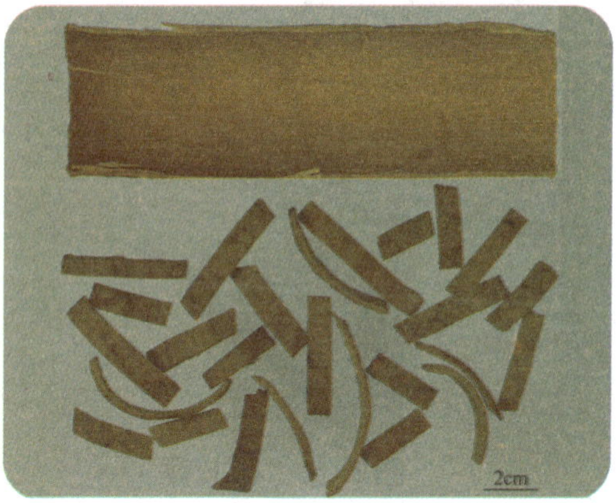

图2–3（第15题）

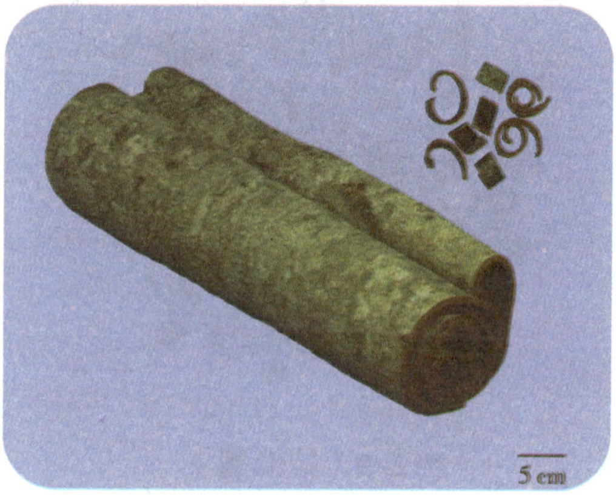

图2–4（第15题）

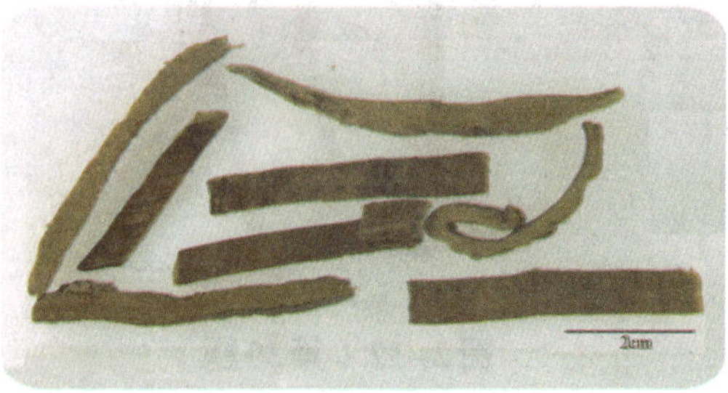

图2–5（第15题）

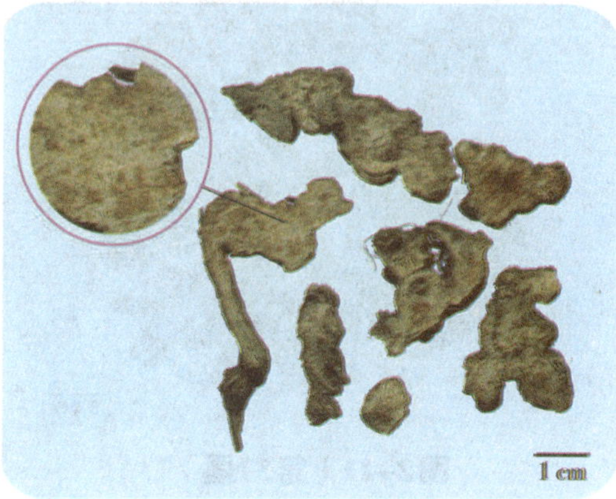

图2–6（第32题）

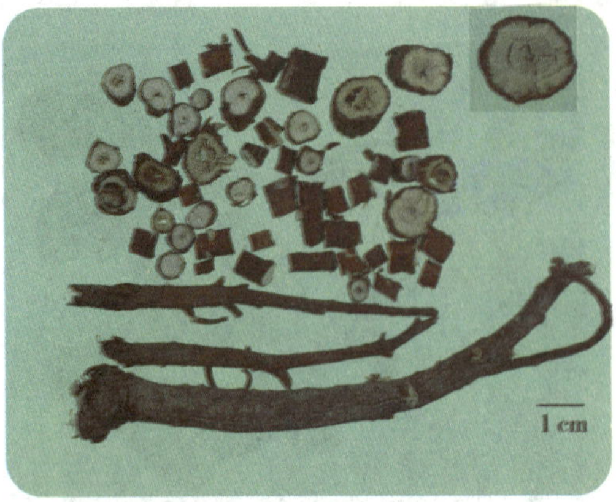

图2-7（第32题）

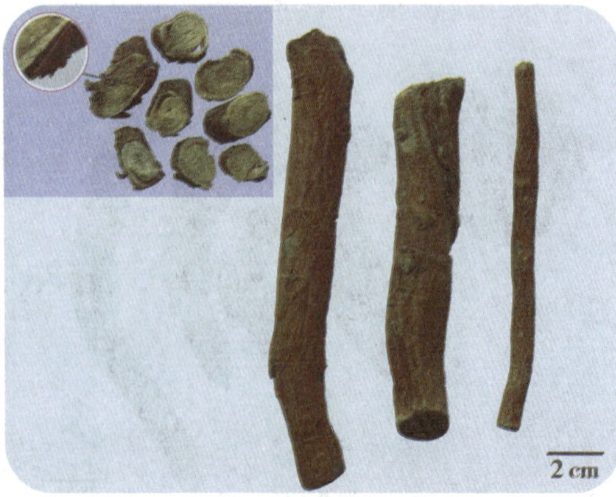

图2-8（第32题）

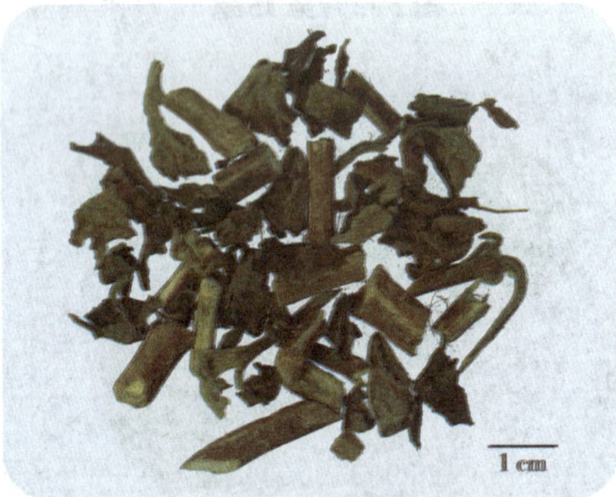

图2-9（第32题）

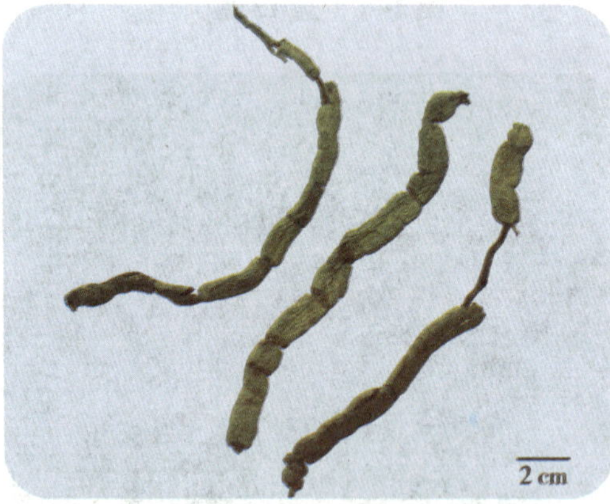

图2-10（第32题）

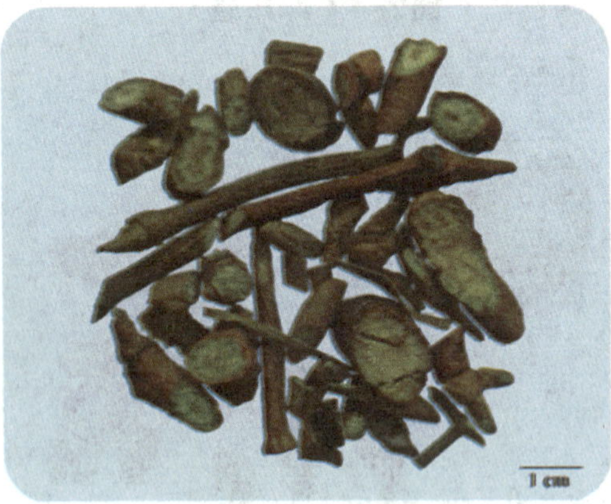

图2-11（第37题）

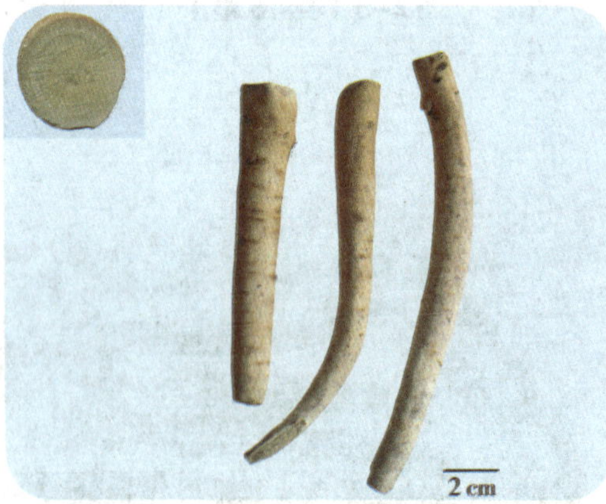

图2-12（第39题）

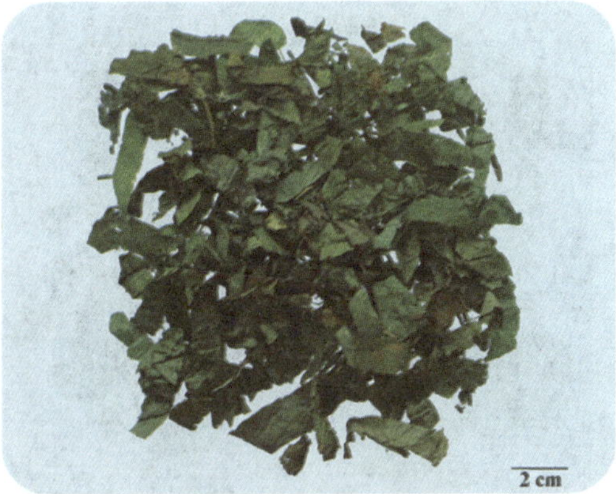

图2-13（第58题）

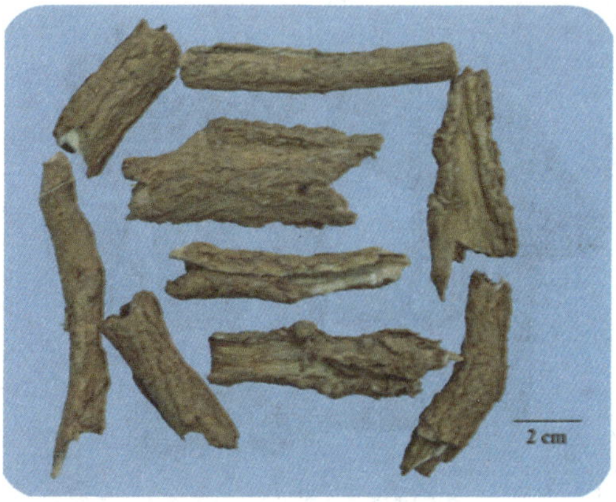

图2-14（第59题）

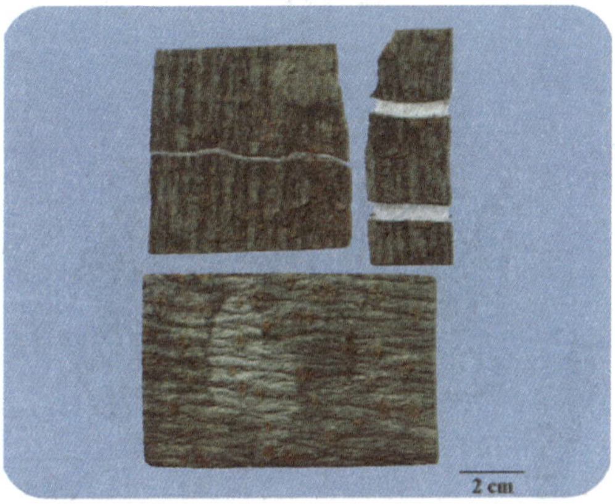

图2-15（第60题）

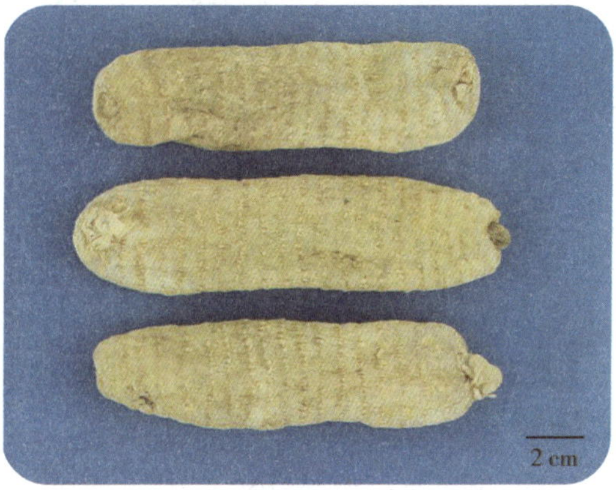

图2-16（第81题）

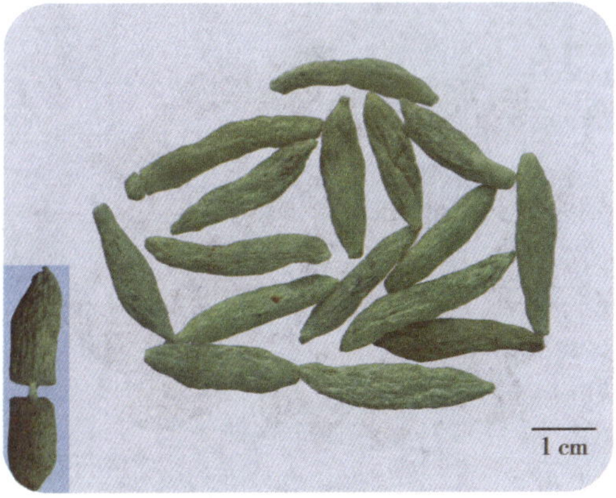

图2-17（第82题）

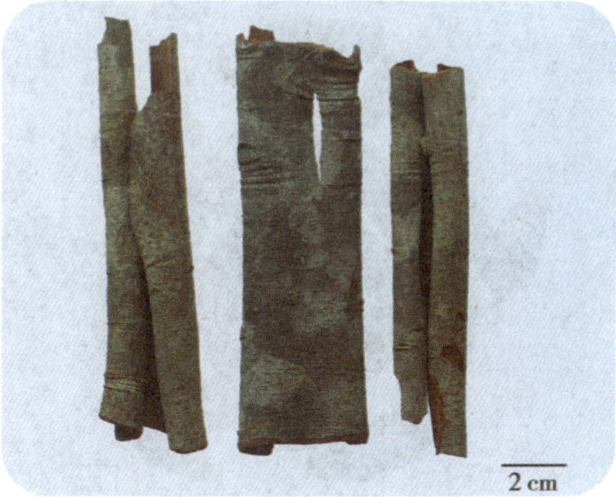

图2-18（第86~88题）

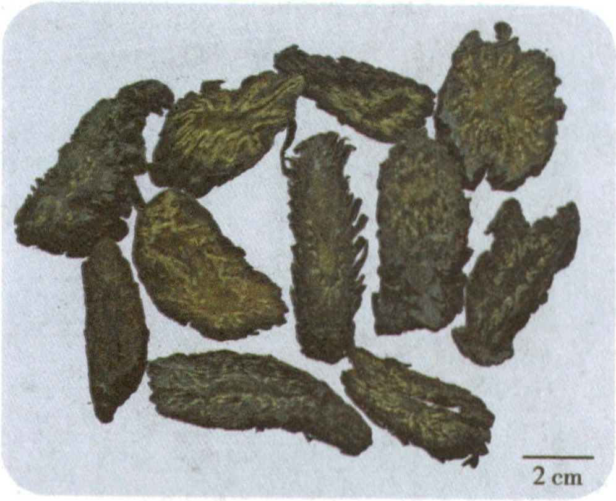

图2-19（第86~88题）

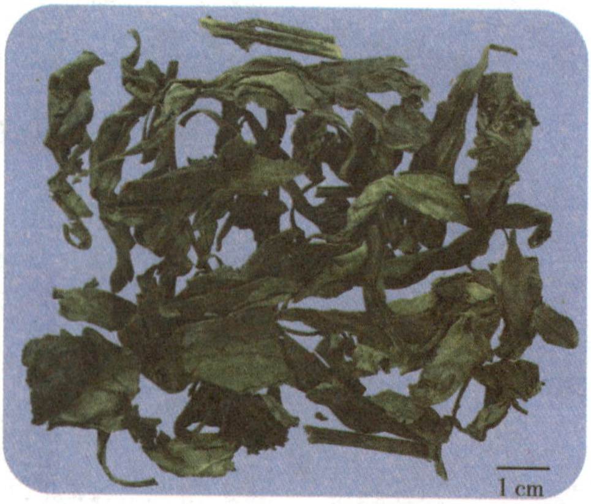

图2-20（第86~88题）

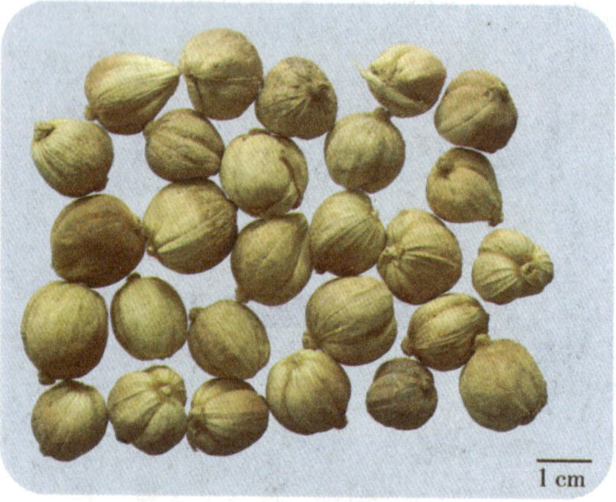

图2-21（第86~88题）

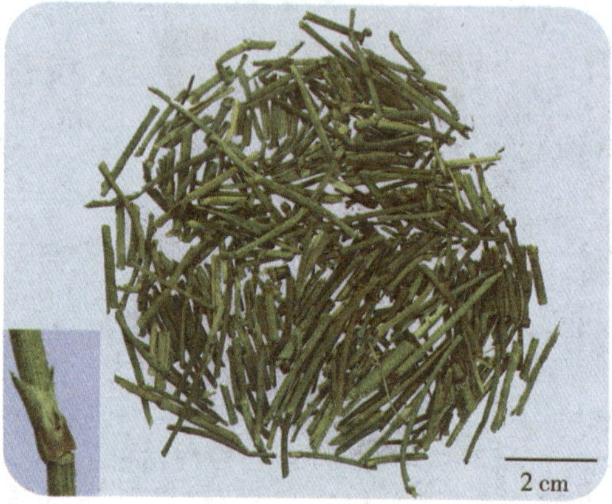

图2-22（第86~88题）

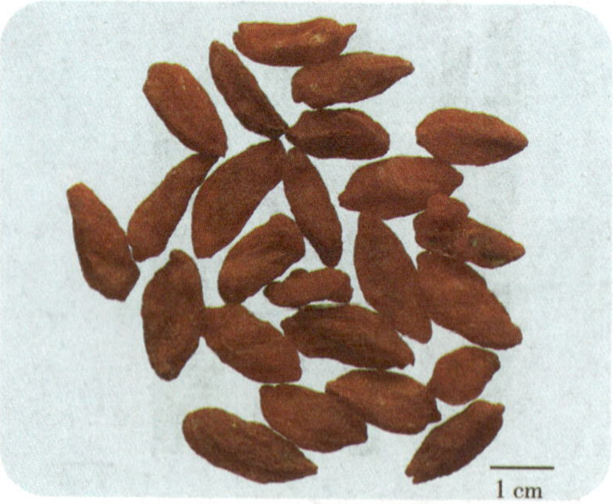

图2-23（第89~90题）

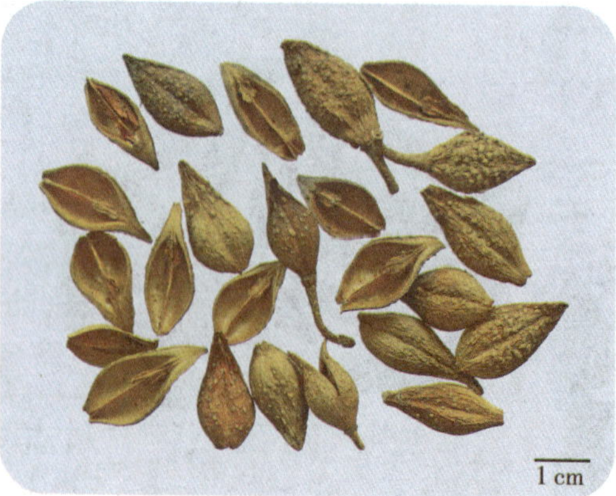

图2-24（第89~90题）

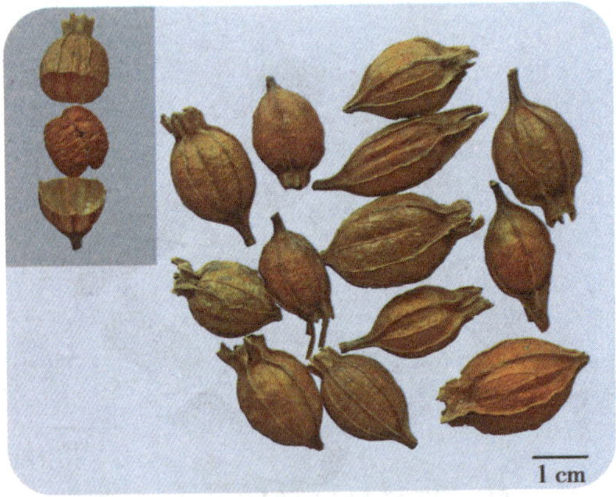

图2-25（第89~90题）

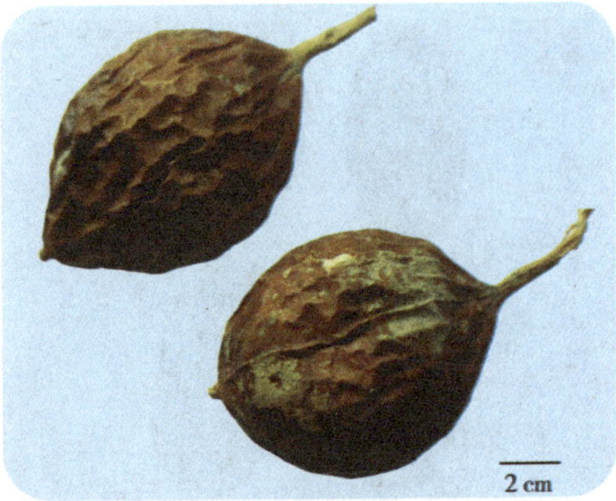

图2-26（第89~90题）

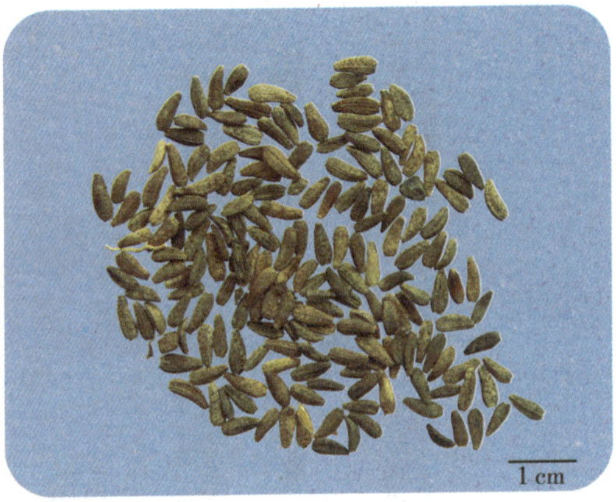

图2-27（第89~90题）

模拟试卷（三）

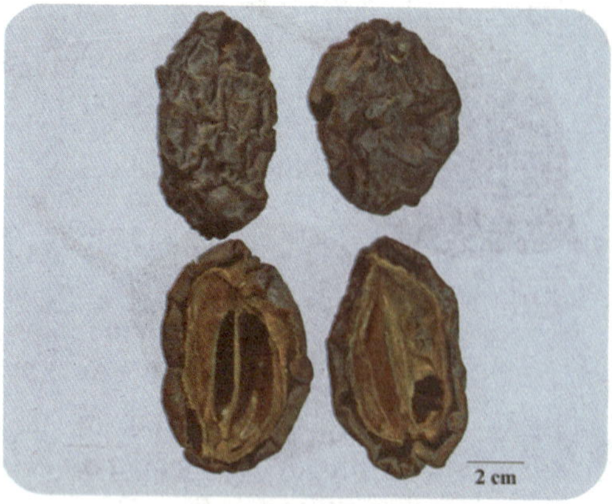

图3-1（第1题）

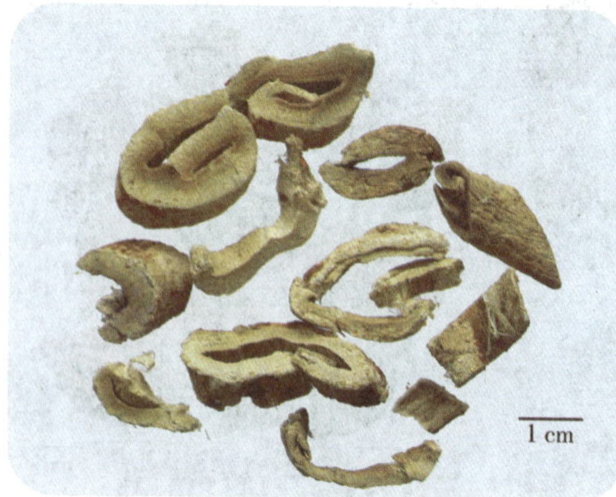

图3-2（第33题）

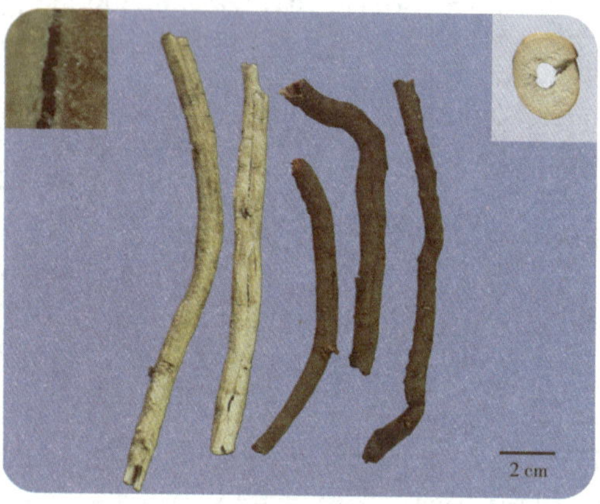

图3-3（第33题）

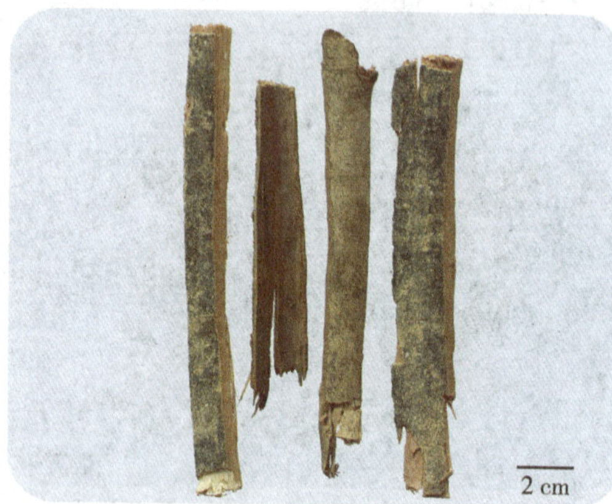

图3-4（第33题）

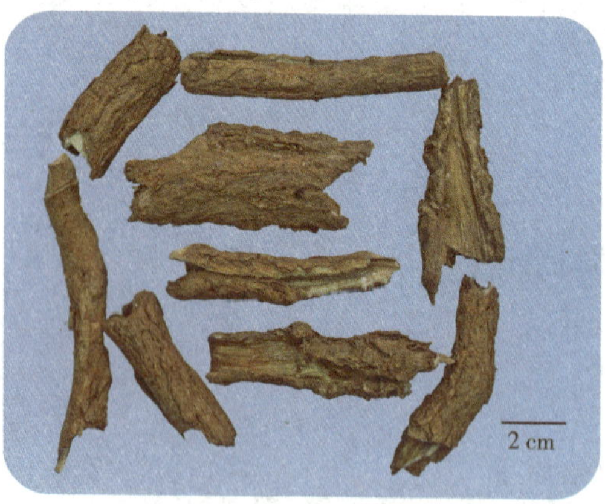

图3-5（第33题）

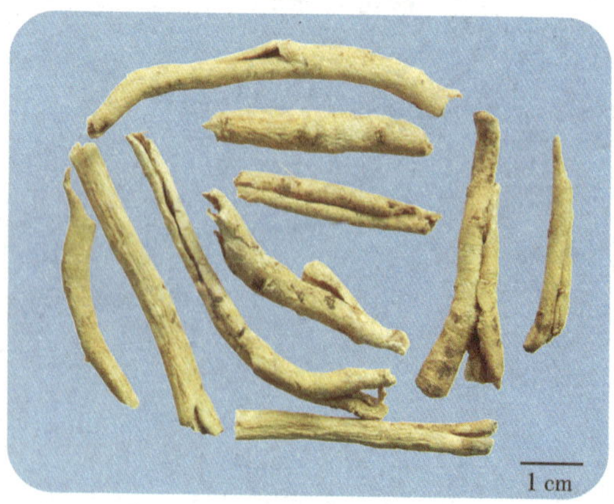

图3-6（第33题）

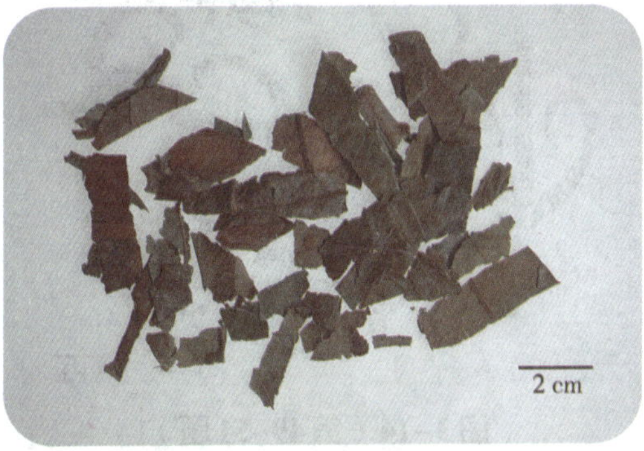

图3-7（第35题）

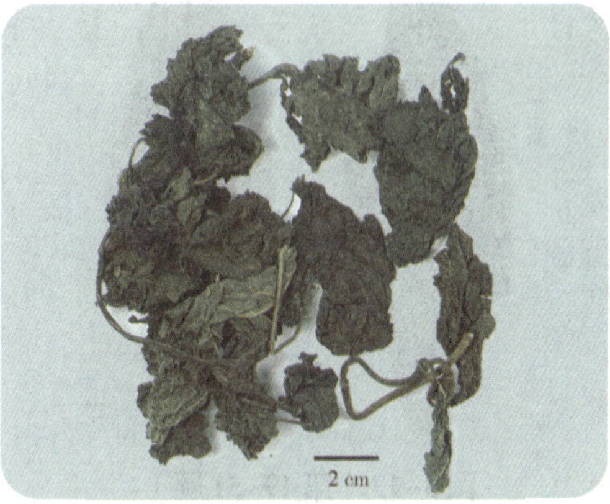

图3-8（第35题）

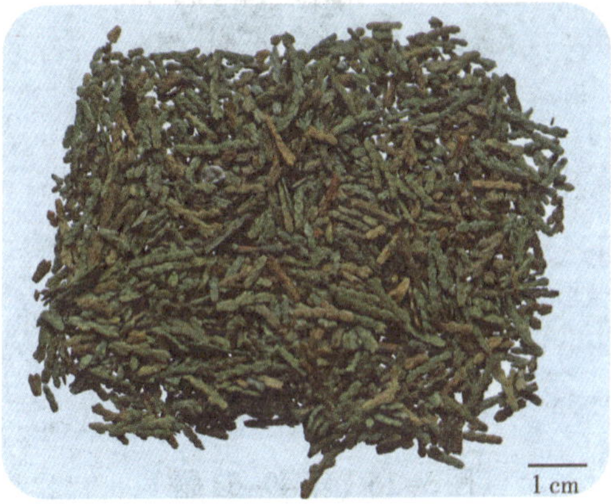

图3-9（第35题）

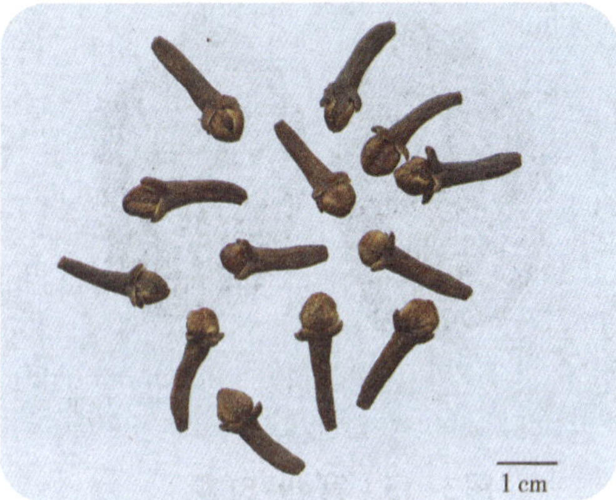

图3-10（第35题）

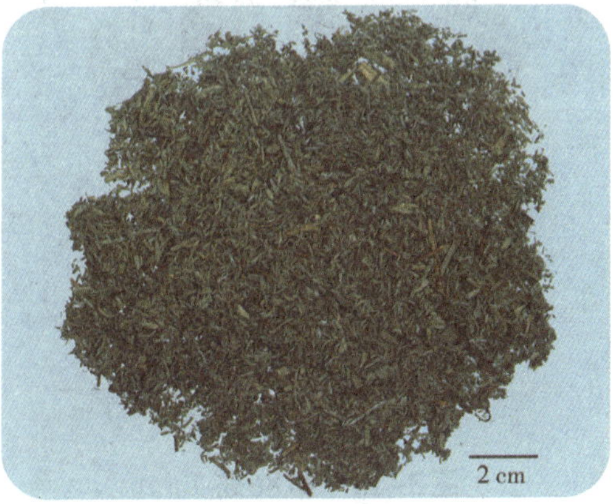

图3-11（第35题）

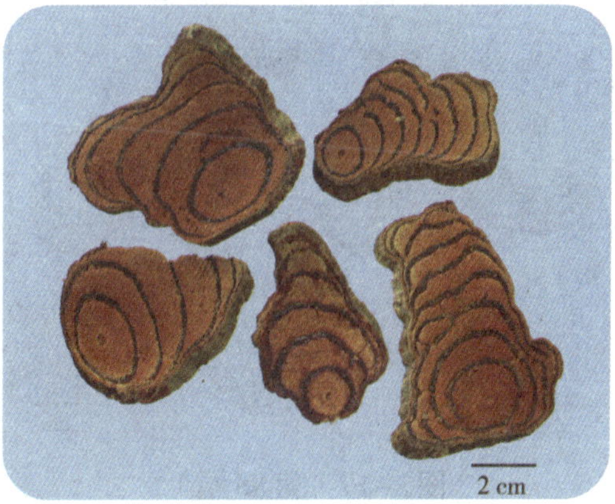

图3-12（第49~51题）

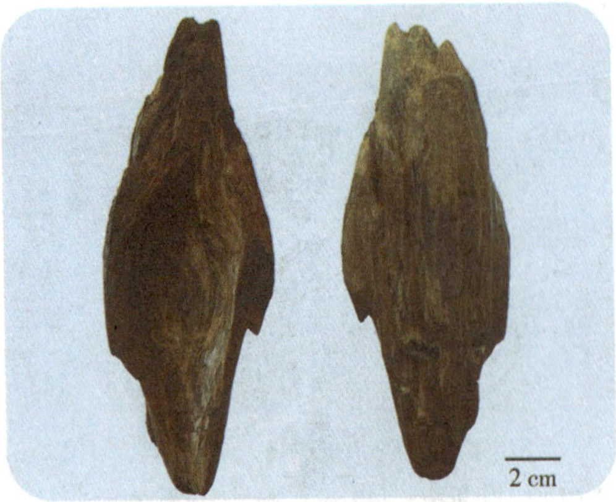

图3-13（第49~51题）

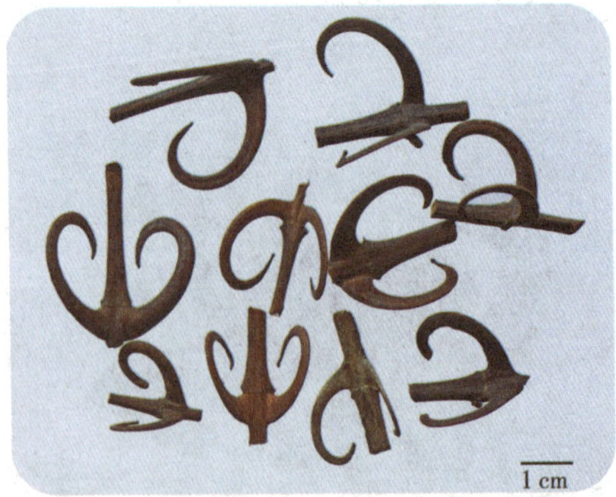

图3-14（第49~51题）

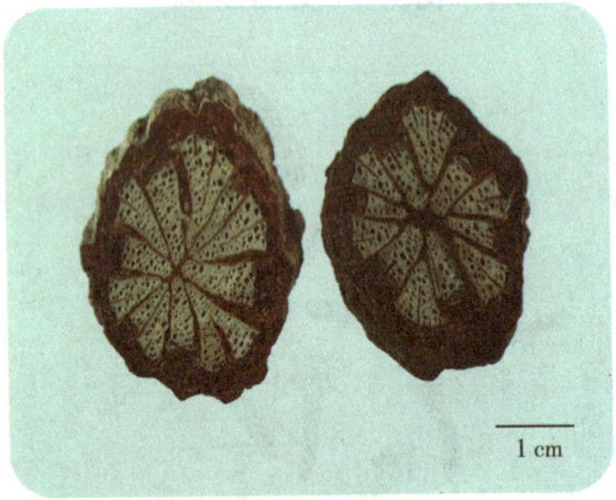

图3-15（第49~51题）

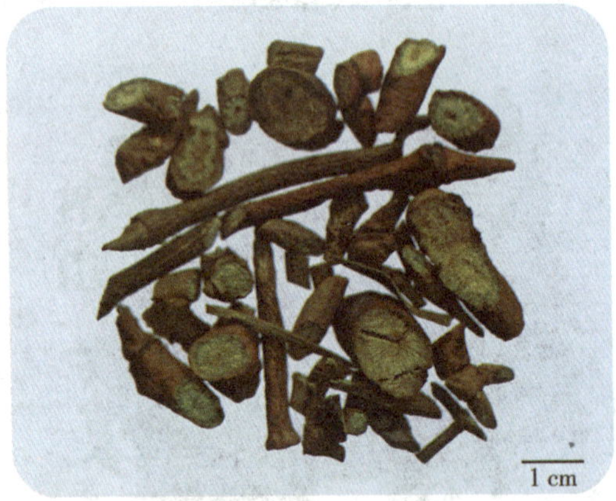

图3-16（第49~51题）

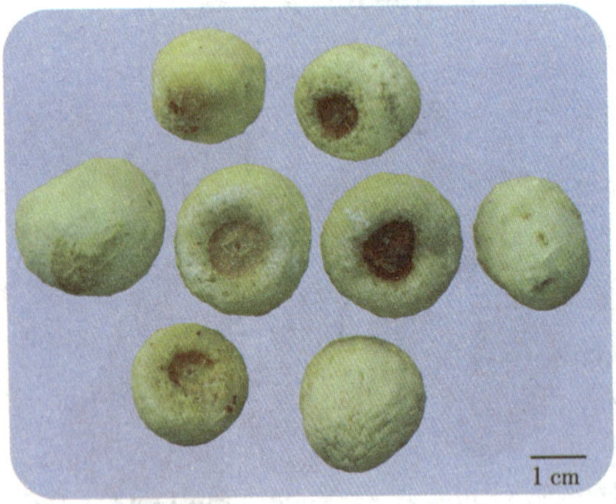

图3-17（第85题）

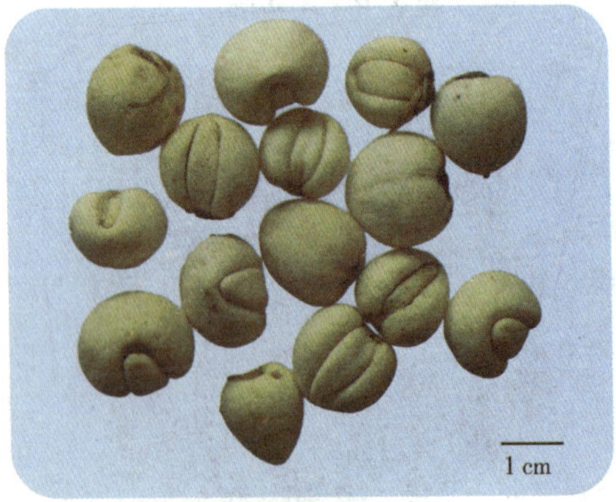

图3-18（第86题）

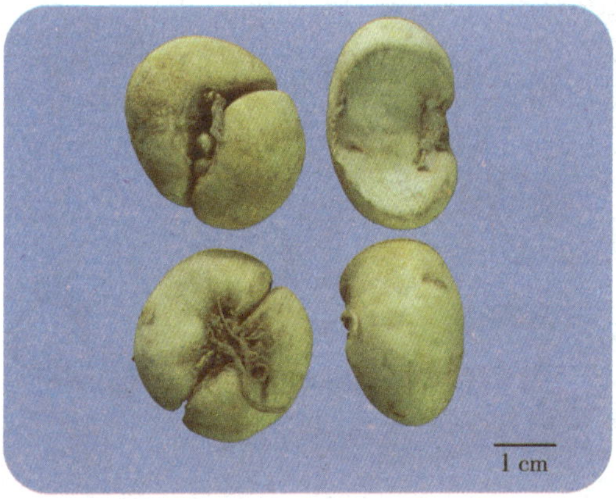

图 3-19（第 87 题）

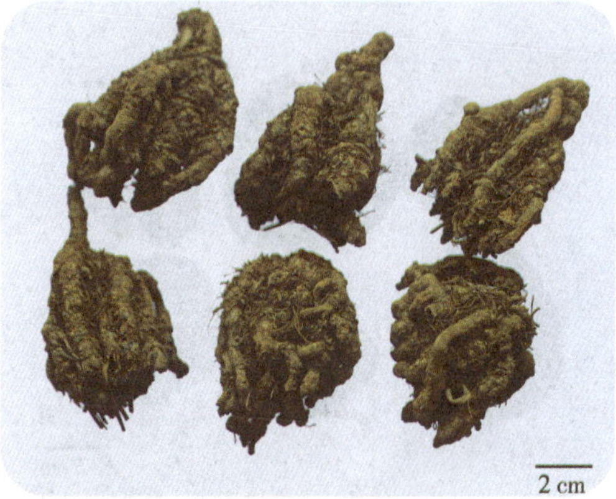

图 3-20（第 88 题）

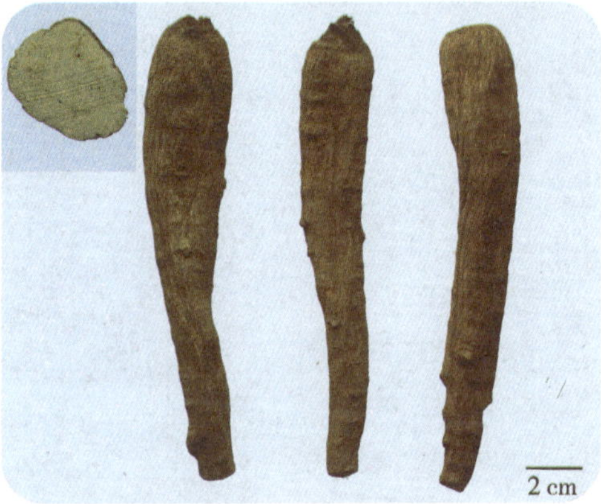

图 3-21（第 89 题）

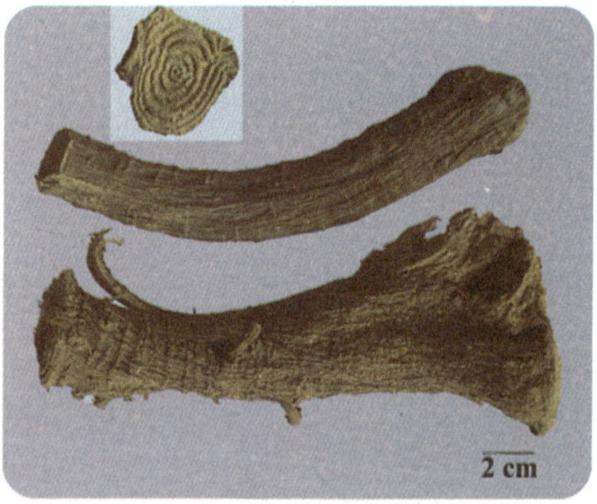

图 3-22（第 96~97 题）

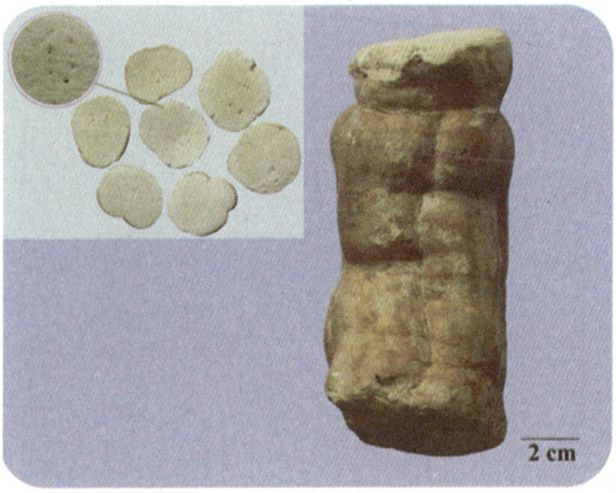

图 3-23（第 96~97 题）

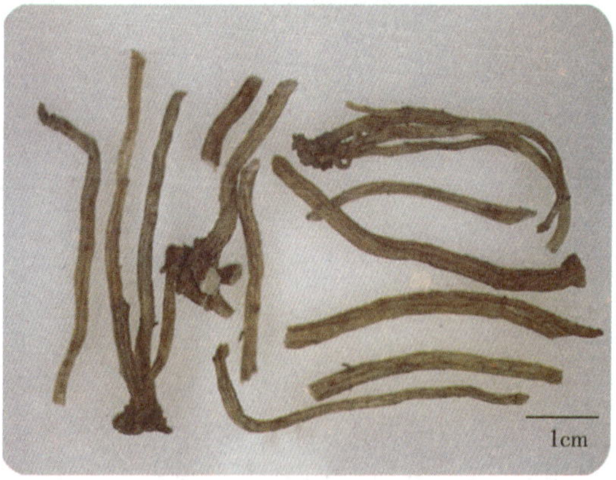

图 3-24（第 96~97 题）

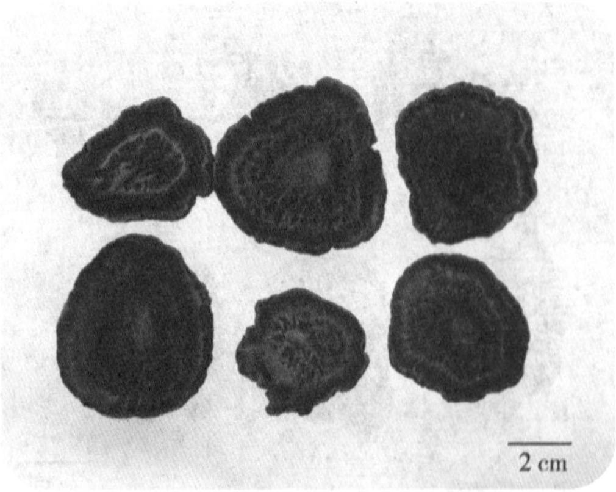

图3-25（第96~97题）

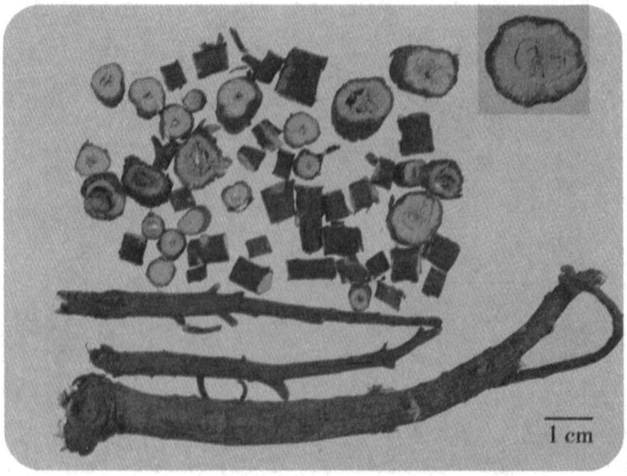

图3-26（第96~97题）

模拟试卷（四）

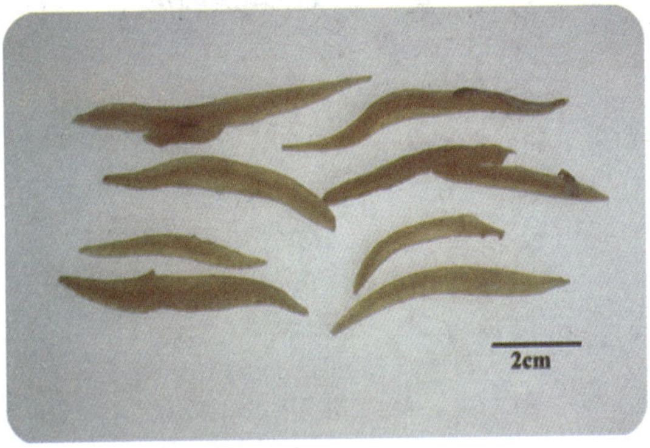

图4-1（第1题）

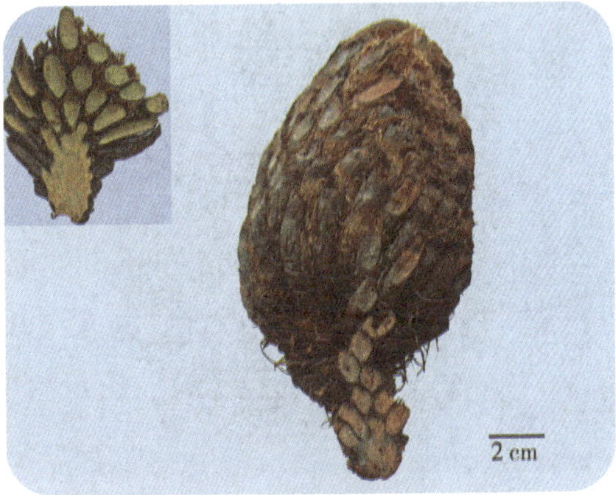

图4-2（第15题）

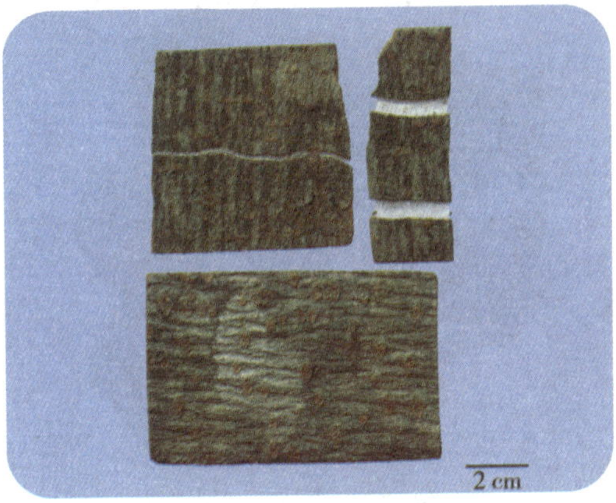

图4-3（第15题）

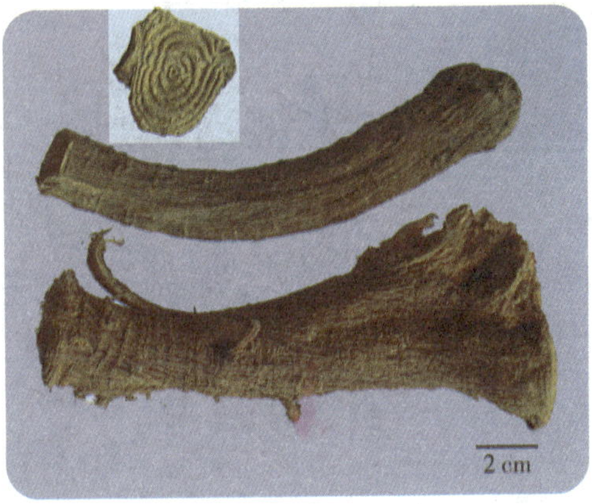

图4-4（第15题）

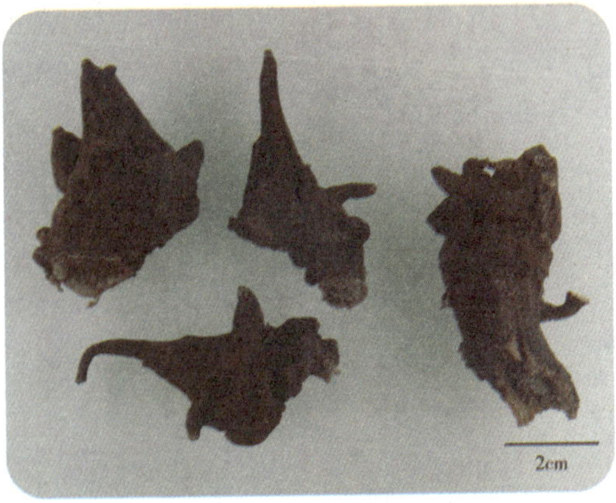

图4-5（第15题）

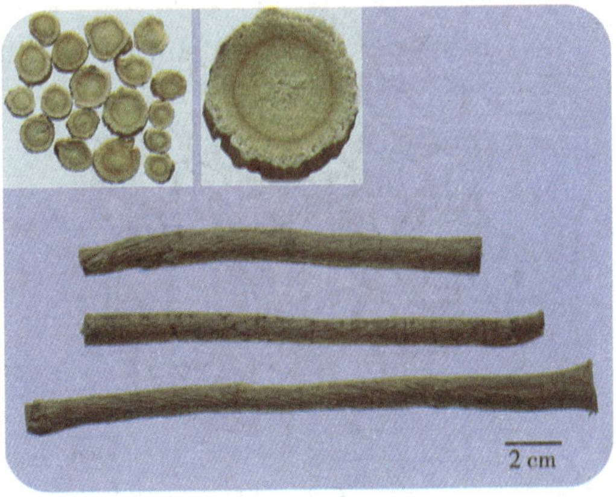

图4-6（第15题）

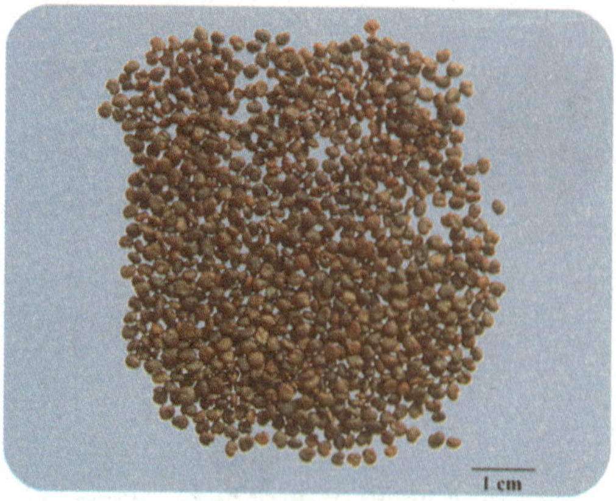

图4-7（第32题）

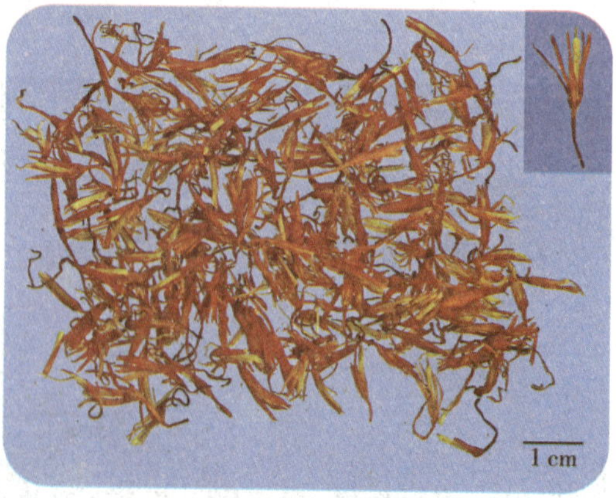

图4-8（第36题）

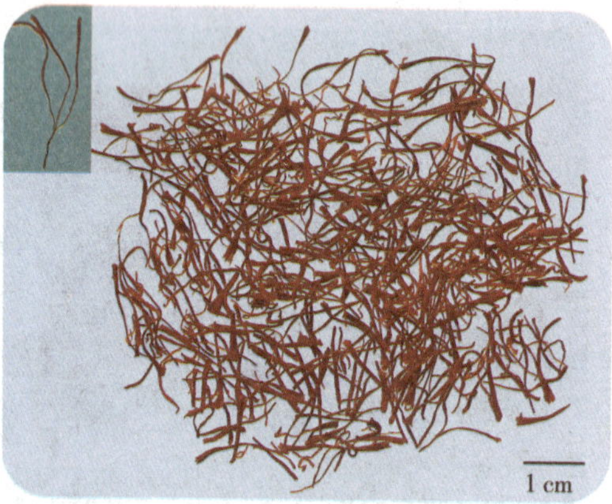

图4-9（第36题）

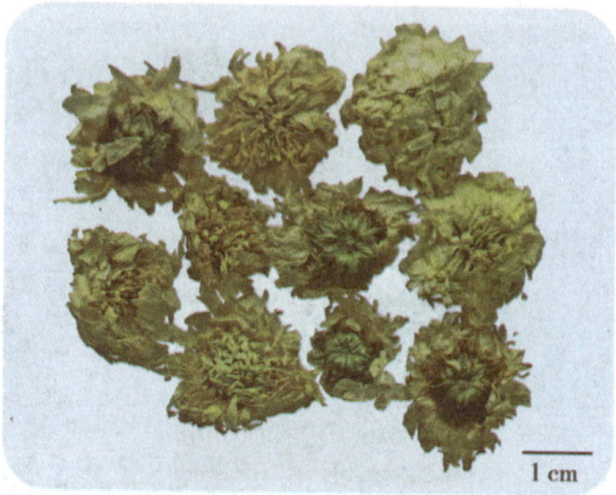

图4-10（第36题）

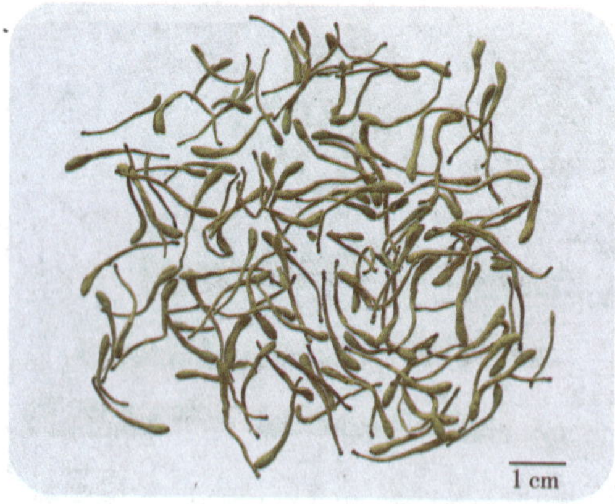

图4-11（第36题）

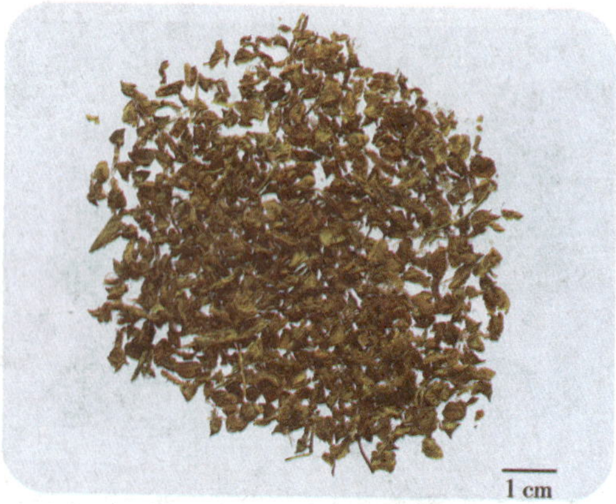

图4-12（第36题）

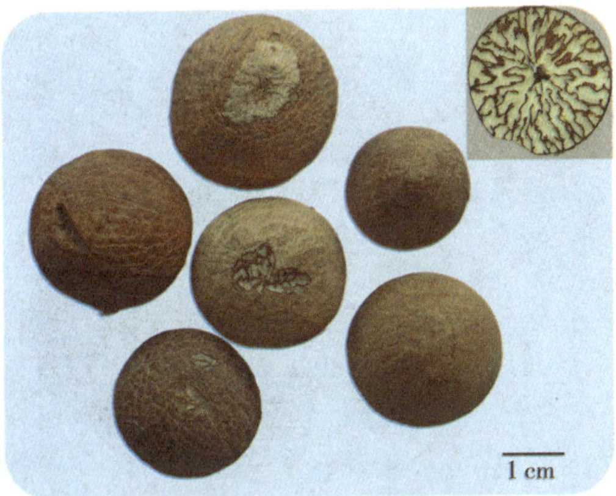

图4-13（第59题）

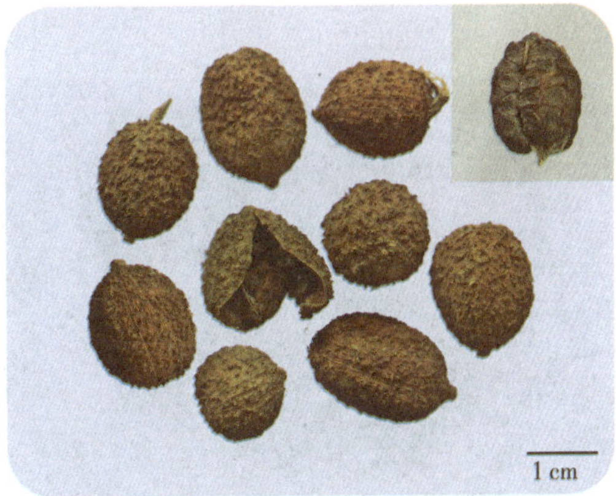

图4-14（第60题）

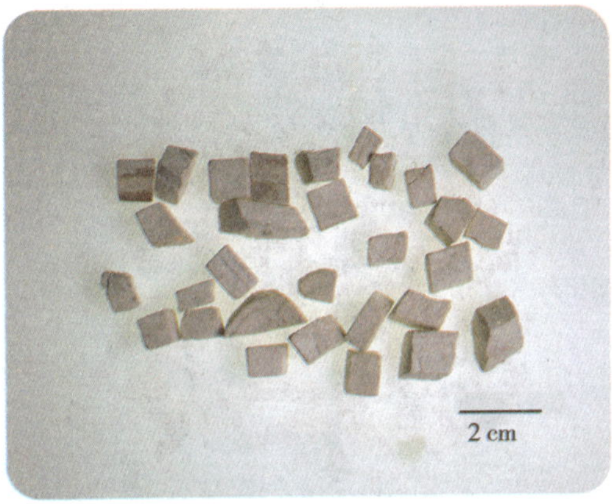

图4-15（第88题）

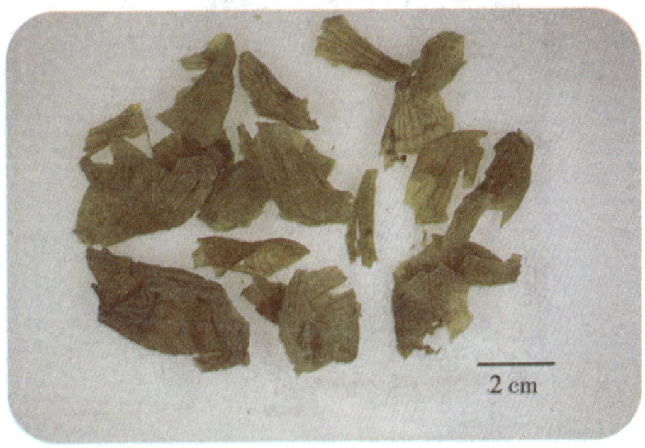

图4-16（第89题）

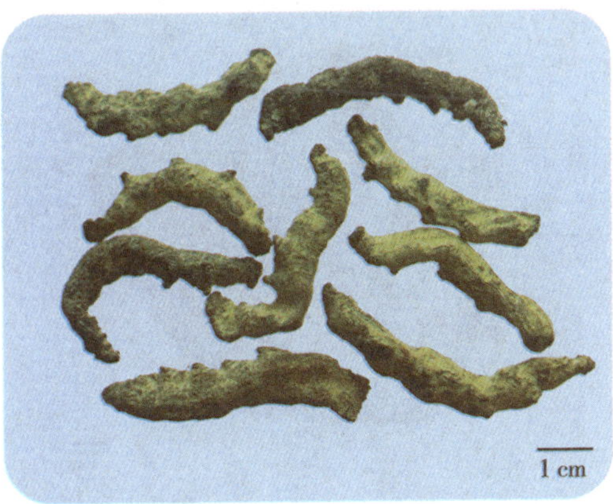

图4-17（第90~92题）

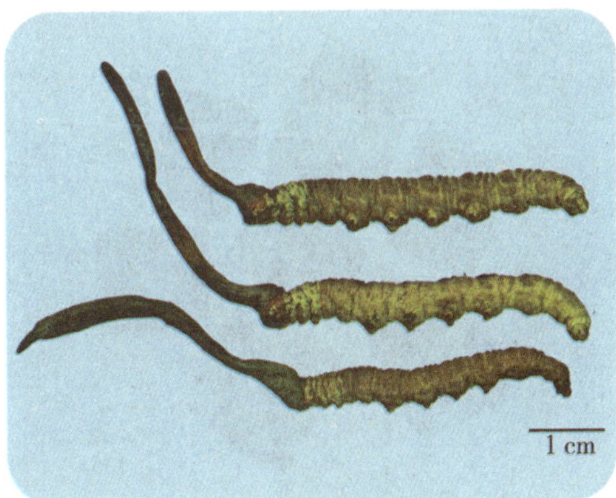

图4-18（第90~92题）

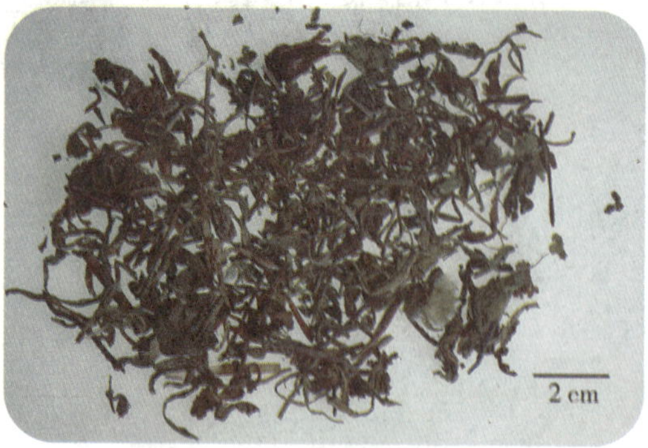

图 4-19（第 90~92 题）

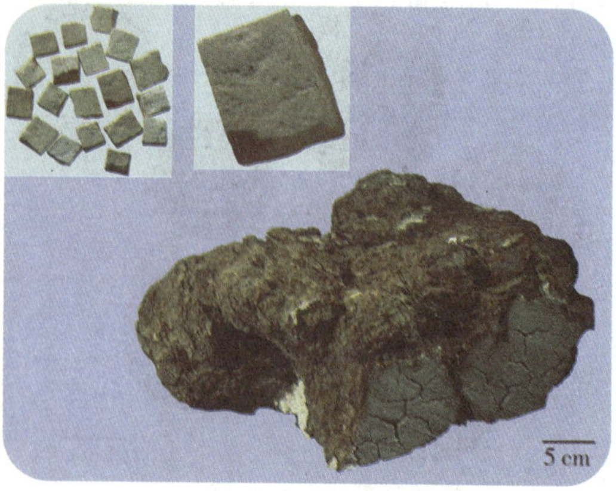

图 4-20（第 90~92 题）

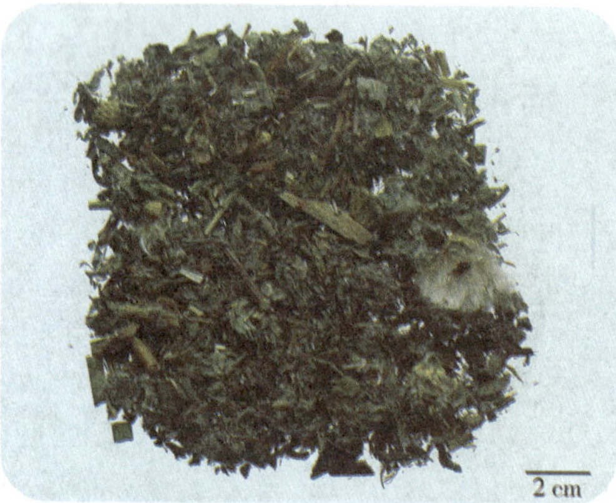

图 4-21（第 90~92 题）

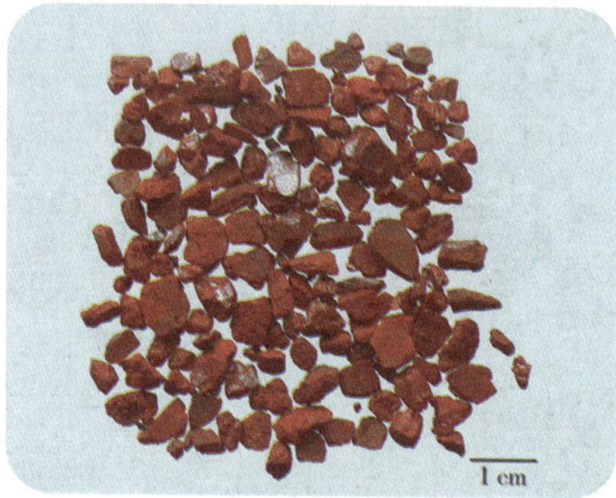

图 4-22（第 93 题）

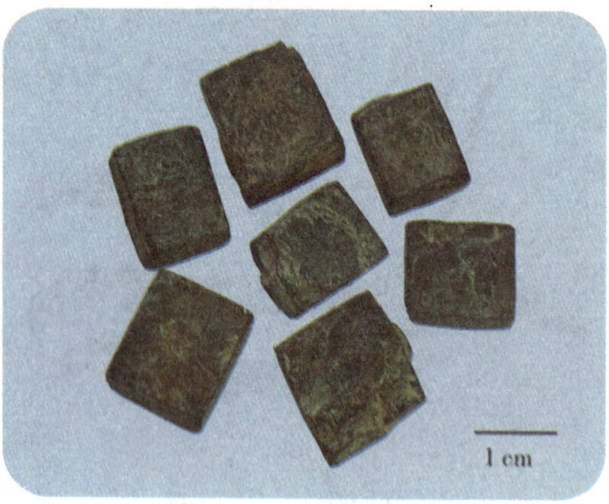

图 4-23（第 94 题）

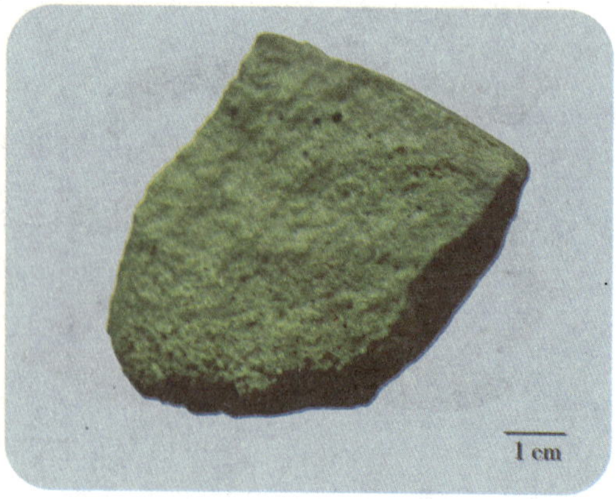

图 4-24（第 95 题）

2023 国家执业药师职业资格考试
全真模拟试卷

中药学专业知识（一）

模拟试卷（一）

吴春虎　主编

中国健康传媒集团
中国医药科技出版社

模拟试卷（一）

一、最佳选择题（共40题，每题1分。每题的备选项中，只有1个最符合题意）

1. 按道地药材划分，细辛归属为
   A. 广药　B. 贵药
   C. 关药　D. 北药
   E. 云药

2. 虎杖在水处理软化切制时应少泡多润，是因为虎杖中的
   A. 鞣质具有水溶性
   B. 鞣质具有强还原性
   C. 多糖具有水溶性
   D. 生物碱具有水溶性
   E. 鞣质不耐热

3. 主要用于调节软膏稠度的基质是
   A. 液状石蜡　B. 硅油
   C. 凡士林　D. 羊毛脂
   E. 甘油明胶

4. 叶类药材的采收时期通常是
   A. 秋季至次年早春植株开始生长时期
   B. 开花前或果实成熟前
   C. 花开放至凋谢时期
   D. 果实成熟期
   E. 种子成熟期

5. 呈不规则扁圆形，多有2～3个爪状分枝，表面灰白色至灰棕色，或黄白色，有数圈同心环节和棕色点状须根痕的药材是
   A. 白及　B. 黄连
   C. 天南星　D. 射干
   E. 藁本

6. 作为一种判断物质纯度的方法，只适用于高真空和一定加热条件下能够气化而不被分解的物质的是
   A. 膜过滤法　B. 显色反应
   C. HPLC法　D. 溶解度测定
   E. GC法

7. 经炮制可改变作用趋向的药物是
   A. 决明子　B. 地黄
   C. 莱菔子　D. 柏子仁
   E. 甘遂

8. 关于散剂的叙述，正确的是
   A. 以常用水和不同浓度的乙醇为溶剂
   B. 与液体制剂相比，有易分散、吸收快的特点
   C. 不容易散失、氧化
   D. 表面积小，不易分散和吸收
   E. 易氧化、含挥发性成分多且剂量大的药物不宜制成散剂

9. 下列属于贝壳类中药的是
   A. 蛤蚧　B. 狗海肾
   C. 五灵脂　D. 蚕砂
   E. 海螵蛸

10. 下列关于木脂素的结构类型和理化性质，说法错误的是
   A. 为C_6-C_3结构
   B. 多数易挥发，能升华
   C. 游离木脂素能溶于苯、三氯甲烷、乙醚、乙醇
   D. 与糖结合成苷者水溶性增大，并易被酶或酸水解
   E. 可发生Labat反应

11. 根头部有明显密集的环纹，环纹上有的有棕褐色毛状残存叶基，断面不平坦，皮部棕黄色至棕色，有裂隙，散

生黄棕色油点，木质部浅黄色的药材是

A. 桔梗　　B. 柴胡
C. 川芎　　D. 防风
E. 羌活

12. 对砒霜升华制霜的目的为
A. 降低毒性，缓和药性
B. 降低副作用
C. 扩大用药品种，增强疗效
D. 纯净药物
E. 改变原有性能，产生新的治疗作用

13. 关于眼用制剂，下列描述有误的是
A. 眼用制剂中常用的渗透压调节剂有氯化钠、硼酸盐缓冲液等
B. 眼用制剂有液体、半固体和固体三种形式
C. 眼用制剂中常用的黏度调节剂有甲基纤维素、聚乙烯醇、聚维酮等
D. 眼用半固体制剂还应检查金属性异物
E. 增加黏度可延长滴眼剂中药物与角膜接触的时间，有利于吸收

14. 香豆素的基本母核为
A. 苯骈α-吡喃酮
B. 对羟基桂皮酸
C. 反式邻羟基桂皮酸
D. 顺式邻羟基桂皮酸
E. 苯骈γ-吡喃酮

15. 一药多基原情况普遍存在，有的来源于同属不同种，有的甚至为不同属或不同科。下列中药的原植物来源种类为3种的是
A. 石决明　　B. 大黄
C. 海马　　D. 秦艽
E. 柴胡

16. 罗布麻叶中所含强心成分类型主要是
A. 甲型强心苷　　B. 乙型强心苷
C. 甾体皂苷　　D. 甾醇类
E. 植物变态激素类

17. 可以兴奋中枢神经系统的中药是
A. 黄连　　B. 苦参
C. 黄芩　　D. 钩藤
E. 麻黄

18. 所载730种药物，为魏晋南北朝本草代表作的是
A.《新修本草》
B.《证类本草》
C.《本草纲目》
D.《本草纲目拾遗》
E.《本草经集注》

19. 稳定性试验中需要考核甲醇量的剂型是
A. 膏药　　B. 酊剂
C. 合剂　　D. 栓剂
E. 露剂

20. 为法半夏炮制所选用辅料的是
A. 白矾　　B. 生姜
C. 麦麸　　D. 石灰
E. 豆腐

21. 下列选项中，不是注射剂热原去除方法的是
A. 高温法　　B. 酸碱法
C. 吸附法　　D. 凝胶滤过法
E. 透析法

22. 下列药材加工过程中一般需要切片的是
A. 果实类药材
B. 芳香类药材
C. 皮、肉易分离的药材
D. 较大的根及根茎类药材及坚硬的藤木类药材
E. 含浆汁、淀粉或糖分多的药材

23. 软胶囊填充混悬液时，可选用的分散介质是

A. 聚乙二醇6000　B. 去离子水
C. 稀乙醇　D. 聚乙二醇4000
E. 聚乙二醇400

24. 影响药物制剂稳定性的外界因素为
A. 温度　B. 基质
C. pH　D. 溶剂
E. 表面活性剂

25. 下列关于微囊特点的叙述中，错误的是
A. 可加速药物释放，制成速效制剂
B. 可使液态药物制成固体制剂
C. 可掩盖药物的不良气味
D. 可改善药物的可压性和流动性
E. 可降低药物在胃肠道中的作用

26. 可用于麻黄碱的鉴别反应是
A. 碘化铋钾　B. 碘-碘化钾
C. 铜络盐反应　D. 苦味酸
E. 雷氏铵盐

27. 酒剂常用的制备方法有
A. 煎煮法　B. 升华法
C. 蒸馏法　D. 浸渍法
E. 回流法

28. 小柴胡泡腾片的处方为：柴胡1550g、姜半夏575g、黄芩575g、党参575g、甘草575g、生姜575g、大枣575g。其功能为解表散热，疏肝和胃。在其制备过程中，柴胡、甘草中主要有效成分应采用的提取方法为
A. 回流提取法　B. 超声提取法
C. 煎煮法　D. 渗漉法
E. 浸渍法

29. 用酒炙法炮制药物时，一般黄酒的用量为
A. 每100kg药物用5kg黄酒
B. 每100kg药物用10~20kg黄酒
C. 每100kg药物用25~35kg黄酒
D. 每100kg药物用30~40kg黄酒
E. 每100kg药物用40~50kg黄酒

30. 茯苓的药理作用不包括
A. 利胆、止吐　B. 利尿
C. 抗菌作用　D. 调节免疫功能
E. 抗肿瘤作用

31. 注射剂中常用的金属离子络合剂有
A. 亚硫酸氢钠　B. 亚硫酸钠
C. 焦亚硫酸钠　D. 氯化钠
E. 乙二胺四乙酸

32. 能够耗伤津液，并属于阴的药味是
A. 酸　B. 甘
C. 辛　D. 咸
E. 苦

33. 试卷附图中，图1-1所示饮片为
A. 黄连　B. 绵马贯众
C. 柴胡　D. 葛根
E. 天麻

34. 属于次生苷的是
A. 红景天苷　B. 野樱苷
C. 苦杏仁苷　D. 芦荟苷
E. 天麻苷

35. 细辛的原植物属于
A. 蚌壳蕨科　B. 鳞毛蕨科
C. 马兜铃科　D. 蓼科
E. 苋科

36. 试卷附图1-2~1-6中，没药是
A. 图1-2　B. 图1-3
C. 图1-4　D. 图1-5
E. 图1-6

37. 试卷附图1-7~1-11中，原植物属于姜科的药材是
A. 图1-7　B. 图1-8
C. 图1-9　D. 图1-10
E. 图1-11

38. 浮萍味辛性寒，属气味俱薄，故

A. 浮而升　　B. 沉而降
C. 能浮能沉　　D. 可升可降
E. 能浮能降

39. 试卷附图中，与图1-12有关的鉴定术语是
A. 挂甲　　B. 连珠斑
C. 虎牙　　D. 大挺
E. 银皮

40. HLB值在8~16的表面活性剂适宜作为
A. 消泡剂
B. W/O型乳化剂
C. 润湿剂
D. O/W型乳化剂
E. 增溶剂

二、配伍选择题(共60题，每题1分。题目分为若干组，每组题目对应同一组备选项，备选项可重复选用，也可不选用。每题只有1个备选项最符合题意)

[41-43]
A. pH调节剂　　B. 增溶剂
C. 止痛剂　　D. 抑菌剂
E. 抗氧剂
41. 注射剂中聚山梨酯80的作用为
42. 注射剂中盐酸普鲁卡因的作用为
43. 注射剂中磷酸二氢钠的作用为

[44-45]
A. 薯蓣皂苷元　　B. 胆烷酸
C. 蟾蜍甾二烯　　D. 猪苓酸A
E. 齐墩果酸
44. 属于五环三萜类化合物的是
45. 属于四环三萜类化合物的是

[46-48]
A. 图1-13　　B. 图1-14
C. 图1-15　　D. 图1-16
E. 图1-17
46. 试卷附图1-13~1-17中，原植物属于唇形科的药材是
47. 试卷附图1-13~1-17中，原植物属于十字花科的药材是
48. 试卷附图1-13~1-17中，原植物属于小檗科的药材是

[49-50]
A. 盐酸麻黄碱　　B. 苦参碱
C. 盐酸小檗碱　　D. 东莨菪碱
E. 士的宁
49.《中国药典》中对洋金花进行定性鉴别和含量测定的指标成分为
50.《中国药典》中对黄连进行定性鉴别和含量测定的指标成分为

[51-53]
A. 简单香豆素　　B. 呋喃香豆素
C. 新木脂素　　D. 黄酮类
E. 简单木脂素
51. 补骨脂中主要成分的类型是
52. 秦皮中主要成分的类型是
53. 银杏中主要成分的类型是

[54-56]
A. 强心甾　　B. 蟾蜍甾
C. Ⅰ型强心苷　　D. Ⅱ型强心苷
E. Ⅲ型强心苷
54. 紫花洋地黄苷A的类型为
55. 甲型强心苷元结构的基本母核为
56. 乙型强心苷元结构的基本母核为

[57-59]
A. 生山药　　B. 土炒山药
C. 麸炒山药　　D. 砂炒山药
E. 山药炭
57. 山药的炮制品中，以补肾生精，益肺阴为主的是
58. 山药的炮制品中，以补脾止泻为主的是
59. 山药的炮制品中，以补脾健胃为主的是

[60-62]
A. 低温干燥

B. 蒸至透心，敞开低温干燥

C. 发汗后再晒干或烘干

D. 反复暴晒，堆置，至近干，除去须根，干燥

E. 阴干

60. 玄参在采收加工时应

61. 天麻在采收加工时应

62. 麦冬在采收加工时应

［63－65］

A. 文火

B. 先文火后武火

C. 中火

D. 武火

E. 先武火后文火

63. 炒苍耳子的火候应选用

64. 炒王不留行的火候应选用

65. 炒蒲黄炭的火候应选用

［66－68］

A. 甘油明胶　　B. 凡士林

C. 可可豆脂　　D. 羊毛脂

E. 聚乙二醇

66. 具有同质多晶性质的基质是

67. 多用作阴道栓剂基质的是

68. 对黏膜有一定刺激性的基质是

［69－70］

A. 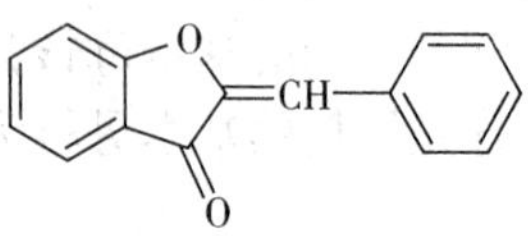

B. 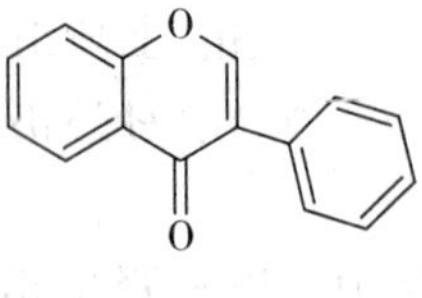

C. 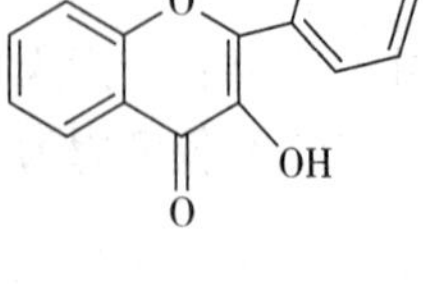

D. 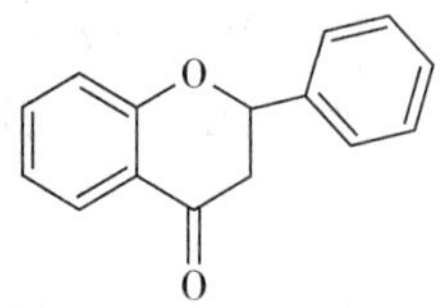

E. 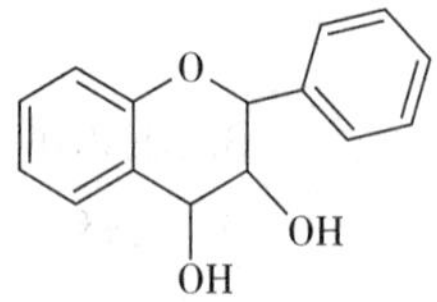

69. 属于黄酮醇类的化合物是

70. 属于异黄酮类的化合物是

［71－73］

A. 每毫升相当于原饮片0.2g

B. 每毫升相当于原饮片0.1g

C. 每毫升相当于原饮片1g

D. 每克相当于原饮片2～5g

E. 每克含有药材的量尚无统一规定

71. 除另有规定外，普通药物酊剂浓度为

72. 除另有规定外，毒性药物酊剂浓度为

73. 除另有规定外，浸膏剂浓度为

［74－76］

A. 君药　　B. 臣药

C. 使药　　D. 佐助药

E. 反佐药

74. 对处方的主证或主病起主要治疗作用的药物是

75. 辅助君药加强治疗主病和主证的药物是

76. 针对兼病或兼证起治疗作用的药物是

［77－78］

A. 水丸　　B. 滴丸

C. 浓缩丸　　D. 蜜丸

E. 蜡丸

77. 饮片细粉以水或黄酒、醋等为黏合剂制成的丸剂是

78. 在体内不溶散、缓慢释放药物的剂型是

[79–81]

A. 羊毛脂　B. 聚乙二醇
C. 红丹　D. 漂白细布
E. 聚乙烯醇

79. 属于软膏剂油脂性基质的是
80. 属于膜剂成膜材料的是
81. 属于软膏剂水溶性基质的是

[82–84]

A. 鲜地黄　B. 生地黄
C. 熟地黄　D. 生地炭
E. 熟地炭

82. 生地炮制品中，具有补血止血作用的是
83. 生地炮制品中，具有清热生津，凉血止血作用的是
84. 生地炮制品中，具有滋阴补血，益精填髓作用的是

[85–86]

A. 云锦状花纹　B. 罗盘纹
C. 菊花心　D. 筋脉点
E. 星点

85. 试卷附图中，图1–18的横切面特征习称
86. 试卷附图中，图1–19的横切面特征习称

[87–89]

A. 肉苁蓉　B. 肉苁蓉片
C. 管花肉苁蓉　D. 花肉苁蓉
E. 酒苁蓉

87. 呈不规则厚片，切面有淡棕色或棕黄色点状维管束，排列成波状环纹，气微，味甜、微苦的中药是
88. 呈类纺锤形、扁纺锤形或扁柱形，断面颗粒状，灰棕色至灰褐色，点状维管束散生的中药是
89. 呈不规则厚片，切面点状维管束，排列成波状环纹，质柔润，略有酒香气，味甜、微苦的中药是

[90–92]

A. 葛根　B. 粉葛
C. 甘草　D. 黄芪
E. 远志

90. 试卷附图中，图1–20的药材是
91. 试卷附图中，图1–21的药材是
92. 试卷附图中，图1–22的药材是

[93–95]

A. 贝壳
B. 干燥分泌物
C. 角
D. 除去内脏的干燥体
E. 病理产物

93. 蛤蚧的药用部位是
94. 牡蛎的药用部位是
95. 蟾酥的药用部位是

[96–98]

A. 二氢黄酮　B. 5–羟基黄酮
C. 橙酮　D. 3–羟基黄酮
E. 异黄酮

96. 加入二氯氧化锆甲醇溶液形成黄色络合物，再加入枸橼酸后黄色消退的化合物是
97. 加入二氯氧化锆甲醇溶液形成黄色络合物，再加入枸橼酸后黄色不消退的化合物是
98. 能与四氢硼钾产生特征反应的化合物是

[99–100]

A. 图1–23　B. 图1–24
C. 图1–25　D. 图1–26
E. 图1–27

99. 试卷附图1–23~1–27中，图示中药为枳壳的是
100. 试卷附图1–23~1–27中，图示中药为女贞子的是

三、综合分析选择题（共10题，每题1分。题目分为若干组，每组题目基于

同一个临床情景、病例、实例或者案例的背景信息逐题展开。每题的备选项中，只有1个最符合题意）

［101-103］

益母草膏制法：取益母草，切碎，加水煎煮二次，合并煎液，滤过，滤液浓缩成相对密度为1.21～1.25（80%～85%）的清膏。每100g清膏加红蔗糖200g，加热溶化，混匀，浓缩至规定的相对密度，即得。

101. 此剂型的作用多为

A. 清热　　B. 解毒
C. 滋补　　D. 泻火
E. 凉血

102. 此剂型中加入炼蜜或糖（或转化糖）的量，一般不超过清膏量的

A. 3倍　　B. 5倍
C. 4倍　　D. 2倍
E. 1倍

103. 以下关于该剂型的说法，正确的是

A. 需要在成品中添加防腐剂
B. “返砂”是一种正常现象
C. 该剂型中不可加入细粉
D. 有服用方便的优点
E. 是一种固体制剂

［104-106］

某男，69岁。哮喘病史多年，平时自汗怕风，易于感冒，近日因天气寒冷，哮喘发作。喷嚏、鼻塞流清涕，气短声低，咳痰清稀色白，喉中常有哮鸣音，面色白，舌苔淡白，脉象虚细。医师诊断为哮喘肺脾气虚证。处方为人参、白术、山药、薏苡仁、茯苓、半夏、陈皮、五味子、黄芪、甘草，水煎服。

104. 陈皮中含有的橙皮苷，其结构类型是

A. 三萜类　　B. 香豆素类
C. 黄酮类　　D. 皂苷类
E. 强心苷类

105. 处方中山药应选择的炮制方法是

A. 生用　　B. 土炒
C. 麸炒　　D. 炒黄
E. 炒焦

106. 处方中，含有下面化学结构所代表的化学成分的中药是

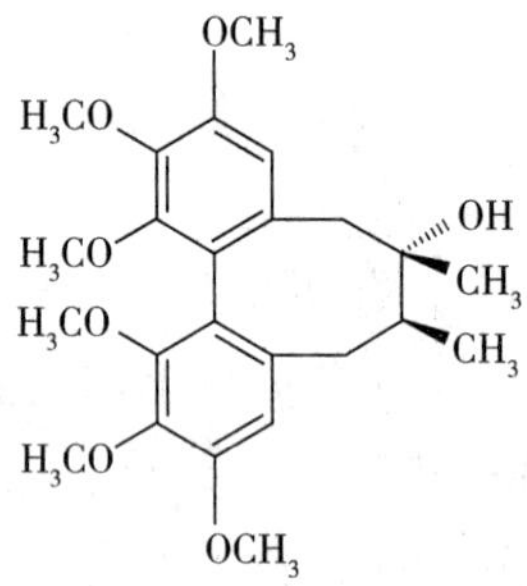

A. 陈皮　　B. 人参
C. 五味子　　D. 甘草
E. 黄芪

［107-110］

单糖是多羟基醛或酮，是组成糖类及其衍生物的基本单元。常见的与苷元连接的单糖有五碳醛糖、六碳醛糖、甲基五碳醛糖、六碳酮糖、糖醛酸。苷类是糖或糖的衍生物，分为多种类型。

107. 下列化合物最容易被酸水解的苷是

A. 2-氨基六碳糖　　B. 六碳糖
C. 七碳糖　　D. 甲基五碳糖
E. 糖醛酸

108. 最难发生酸水解反应的苷是

A. 氮苷　　B. 酯苷
C. 酚苷　　D. 硫苷
E. 碳苷

109. 单糖的绝对构型是指在Fischer投影式中

A. 距羰基最远的不对称碳原子的构型
B. 距羰基最近的不对称碳原子的构型
C. 距羰基最近的不对称碳原子上的取

代基的构型

D. 距羰基最远的不对称碳原子上的取代基的构型

E. 端基碳原子的构型

110. 郁李仁为含氰苷类化合物中药，《中国药典》中郁李仁的质量控制成分为

A. 郁李仁苷A　B. 郁李仁苷B

C. 苦杏仁苷　D. 香草酸

E. 阿福豆苷

四、多项选择题（共10题，每题1分。每题的备选项中，有2个或2个以上符合题意，错选、少选均不得分）

111. 下列生物碱中不属于两性生物碱的是

A. 槟榔次碱　B. 麻黄碱

C. 小檗碱　D. 吗啡

E. 东莨菪碱

112. 某化合物的基本母核为海葱甾或蟾蜍甾，C-17侧链为六元不饱和内酯环，该化合物具有的性质包括

A. 溶于水

B. 醋酐-浓硫酸反应阳性

C. 亚硝酰铁氰化钠反应阳性

D. 间二硝基苯试剂反应阳性

E. 三氯乙酸-氯胺T反应阳性

113. 解表药的主要药理作用有

A. 发汗、解热　B. 抗炎、镇痛

C. 抗病原微生物　D. 调节免疫

E. 抗肿瘤

114. 厚朴姜炙的作用有

A. 消除对咽喉的刺激性

B. 增强宽中和胃的功效

C. 有利于厚朴酚的溶出

D. 增强益气补中的作用

E. 增强润肺止咳的作用

115. 下列不属于氧苷的是

A. 红景天苷　B. 芦荟苷

C. 巴豆苷　D. 苦杏仁苷

E. 芥子苷

116.《中国药典》规定，测定中药水分的方法有

A. 烘干法　B. 甲苯法

C. 远红外干燥法　D. 减压干燥法

E. 气相色谱法

117. 满山红中含有的主要化学成分有

A. 槲皮素　B. 七叶苷

C. 杜鹃素　D. 橙黄决明素

E. 迷迭香酸

118. 下列属于吲哚类生物碱的是

A. 吴茱萸碱　B. 士的宁

C. 靛苷　D. 延胡索乙素

E. 麻黄碱

119. 石膏的性状特征是

A. 呈长块状、板块状或不规则块状

B. 用指甲不能刻划

C. 煅石膏为白色粉末或酥松的块状物

D. 体重，质硬

E. 纵断面显绢丝样光泽

120.《中国药典》规定，质量控制成分为木脂素类化合物的中药是

A. 细辛　B. 秦皮

C. 五味子　D. 厚朴

E. 天仙藤

2023国家执业药师职业资格考试

全真模拟试卷

中药学专业知识（一）

模拟试卷（二）

吴春虎　主编

中国健康传媒集团
中国医药科技出版社

模拟试卷（二）

一、最佳选择题（共40题，每题1分。每题的备选项中，只有1个最符合题意）

1. 果实成熟经霜变红时采收的药材是
   A. 山楂　　B. 瓜蒌
   C. 山茱萸　　D. 枳实
   E. 川楝子

2. 能够坚厚肠胃的味是
   A. 辛　　B. 甘
   C. 酸　　D. 苦
   E. 咸

3. 除另有规定外，糖浆剂含蔗糖量应不低于
   A. 20%（g/ml）　　B. 25%（g/ml）
   C. 35%（g/ml）　　D. 40%（g/ml）
   E. 45%（g/ml）

4. 以3年生者为最佳采收年限的中药药材是
   A. 山药　　B. 牡丹皮
   C. 三颗针　　D. 人参
   E. 姜黄

5. 呈卵圆形，具三棱，表面灰黄色，粗糙，有6条纵线，内可见3室，每室1粒种子，有此特征的中药材是
   A. 栀子　　B. 巴豆
   C. 砂仁　　D. 豆蔻
   E. 益智

6. 除去药材中多糖、蛋白质等杂质常用的方法是
   A. 醇/水法　　B. 水/醇法
   C. 醚/醇法　　D. 醇/醚法
   E. 醇/丙酮法

7. 具有多种晶型的油脂性基质是
   A. 可可豆脂　　B. 甘油明胶
   C. 聚乙二醇　　D. 单硬脂酸酯
   E. 聚山梨酯

8. 化合物 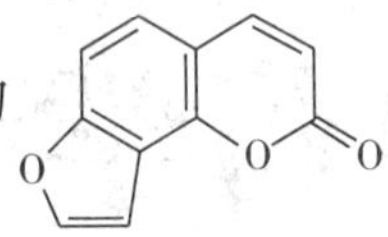 的类型为
   A. 简单香豆素
   B. 补骨脂内酯型香豆素
   C. 异补骨脂内酯型香豆素
   D. 线型呋喃香豆素
   E. 角型呋喃香豆素

9. 下列哪味中药适合经蒸或煮后再干燥
   A. 白芍　　B. 大黄
   C. 玉竹　　D. 厚朴
   E. 杜仲

10.《中国药典》规定，炽灼至恒重的第二次称重应在
   A. 继续炽灼30分钟后进行
   B. 继续干燥30分钟后进行
   C. 继续炽灼45分钟后进行
   D. 继续炽灼60分钟后进行
   E. 继续干燥45分钟后进行

11. 青蒿素的结构类型是
   A. 黄酮　　B. 多元酚
   C. 二萜　　D. 环烯醚萜
   E. 倍半萜

12. 关于糖和苷的说法正确的是
   A. 单糖是多元醇
   B. 苷类化合物是多羟基醛或酮
   C. 由5～10个单糖通过苷键结合而成的直链或支链聚糖称为低聚糖
   D. 由15个以上单糖通过苷键连接而成的糖称为多聚糖或多糖

E. 根据苷键原子的不同，可分为O-苷、S-苷、N-苷和C-苷

13.《中国药典》规定，对肉桂进行含量测定的指标成分是

A. 桂皮酚　B. 肉桂醇

C. 乙酸苯丙酯　D. 肉桂酸

E. 桂皮醛

14. 含有乙型强心苷元的中药是

A. 香加皮　B. 夹竹桃

C. 蟾酥　D. 附子

E. 洋地黄

15. 试卷附图2-1~2-5中，图示中药为关黄柏的是

A. 图2-1　B. 图2-2

C. 图2-3　D. 图2-4

E. 图2-5

16. 外表常有木栓层，横切面有放射状结构，木部尤为明显，中央有明显的髓部，形成层环明显的是

A. 双子叶植物的根

B. 双子叶植物的根茎

C. 单子叶植物的根

D. 单子叶植物的根茎

E. 蕨类植物的根茎

17. 对于中枢神经系统有双向性作用的中药是

A. 甘草　B. 麝香

C. 枳实　D. 厚朴

E. 当归

18. 条痕色为樱红色或红棕色的矿物药是

A. 朱砂　B. 雄黄

C. 自然铜　D. 赭石

E. 硫黄

19. 下列关于炼蜜的说法中错误的是

A. 嫩蜜的炼制温度在105℃～115℃之间

B. 中蜜的相对密度为1.37左右

C. 老蜜适合于黏性较强的药粉制丸

D. 老蜜炼制过程中会出现“牛眼泡”

E. 中蜜的含水量应控制在14%～16%

20. 一般炮制品的水分含量宜控制在

A. 5%以下　B. 7%~13%

C. 13%~20%　D. 20%~25%

E. 25%~30%

21. 下列剂型中，属于不经胃肠道给药的是

A. 片剂　B. 胶囊剂

C. 栓剂　D. 粉针剂

E. 颗粒剂

22. 半枝莲抗肿瘤属于

A. 对因功效

B. 对证功效

C. 对症功效

D. 对现代病症功效

E. 对脏腑辨证功效

23. 与固体制剂相比，液体制剂的特点不包括

A. 分散度大，吸收快，作用较迅速

B. 易控制药物浓度

C. 可减少固体药物口服后由于局部浓度过高而引起胃肠道刺激性

D. 便于分剂量和服用，尤其适用于儿童及老年患者

E. 液体制剂稳定性高，贮藏、运输方便

24. 根据方剂组成原则，能协调诸药、调和药味的是

A. 使药　B. 佐制药

C. 臣药　D. 君药

E. 反佐药

25. 以凡士林为基质的软膏剂中常加入羊毛脂是为了

A. 调节黏度　B. 增加吸水性

C. 增强涂展性　D. 降低基质熔点

E. 促进药物的吸收

26. 石膏一般在何时采收

A. 秋冬季

B. 春末夏初
C. 全年可以采收
D. 春季一次、冬季一次
E. 光合作用旺盛时期

27. 蒸馏法制备注射用水是利用热原的
A. 耐热性　　B. 不挥发性
C. 带电性　　D. 水溶性
E. 滤过性

28. 关于固体分散体特点的说法，错误的是
A. 固体分散体可使药物具有靶向性
B. 固体分散体可提高药物的生物利用度
C. 固体分散体可减小药物的刺激性
D. 固体分散体可提高药物的稳定性
E. 固体分散体可延缓药物的释放

29. 在制备可溶片或泡腾片时常用的润滑剂有
A. 滑石粉　　B. 硬脂酸
C. 硬脂酸镁　　D. 聚乙二醇6000
E. 聚乙二醇4000

30. 三七具有止血、抗血栓、降血压、增强免疫、调节代谢等功能，体现了中药药理作用的
A. 复杂性　　B. 多样性
C. 双重性　　D. 一致性
E. 差异性

31. 可作为混悬剂助悬剂的是
A. 聚山梨酯　　B. 枸橼酸盐
C. 酒石酸盐　　D. 苯扎氯铵
E. 甲基纤维素

32. 试卷附图2-6~2-10中，柴胡是
A. 图2-6　　B. 图2-7
C. 图2-8　　D. 图2-9
E. 图2-10

33. 呈圆柱形，稍弯曲，表面有纵沟及皱纹，并有须根痕及横长的皮孔样突起，质硬而脆，易折断，断面粉白色或粉红色，皮部窄，木部放射状纹理明显的药材是
A. 威灵仙　　B. 川乌
C. 附子　　D. 赤芍
E. 白芍

34. 下列化合物中，其草酸盐难溶于水的是
A. 苦参碱　　B. 麻黄碱
C. 伪麻黄碱　　D. 东莨菪碱
E. 山莨菪碱

35. 茜草素型与大黄素型蒽醌化合物的主要区别是
A. 二者分布在母核上的羟基数目不同
B. 二者分布在母核上的甲氧基数目不同
C. 二者分布在母核上的羟甲基数目不同
D. 二者分布在母核上的羟基位置不同
E. 二者母环上连接糖的个数不同

36. 合欢皮来源于
A. 芸香科　　B. 豆科
C. 桑科　　D. 五加科
E. 茄科

37. 试卷附图中，图2-11药材是
A. 黄芩　　B. 竹茹
C. 紫苏　　D. 青蒿
E. 槲寄生

38. 呈不规则的长块状，表面深棕色，残留金黄色绒毛，质坚硬，不易折断。无臭，味淡、微涩的药材是
A. 狗脊　　B. 绵马贯众
C. 细辛　　D. 大黄
E. 虎杖

39. 试卷附图中，图2-12的断面
A. 较平坦　　B. 显纤维性
C. 显颗粒性　　D. 有胶丝相连
E. 可层层剥离

40. 聚酰胺的吸附原理是
A. 相似者易于吸附
B. 相似者难于吸附
C. 离子交换吸附

D. 氢键吸附

E. 两相溶剂中的分配比不同

二、配伍选择题（共60题，每题1分。题目分为若干组，每组题目对应同一组备选项，备选项可重复选用，也可不选用。每题只有1个备选项最符合题意）

［41-42］

A. 邻二酚羟基　　B. 邻三酚羟基

C. 内酯环　　D. 甲基

E. 苯环

41. 黄芩保存或炮制不当会变绿色，是由于黄芩素分子中具有

42. 芦丁暴露在空气中易缓缓变为暗褐色，是由于分子中具有

［43-45］

A. 秋末茎叶枯萎时　B. 夏季果熟期

C. 枝叶茂盛期　　D. 花初开时

E. 果实成熟前

43. 洋金花的采收时间是

44. 大黄的采收时间是

45. 艾叶的采收时间是

［46-48］

A. 树脂道　　B. 分泌细胞

C. 油室　　D. 油细胞

E. 乳汁管

46. 鸡血藤的分泌组织是

47. 西洋参的分泌组织是

48. 苍术的分泌组织是

［49-50］

A. 缩合鞣质　　B. 没食子酸鞣质

C. 逆没食子酸鞣质　D. 鞣红

E. 复合鞣质

49. 水解后产生没食子酸（或其缩合物）和多元醇的化合物是

50. 水解后产生逆没食子酸和糖的化合物是

［51-53］

A. 双苄基异喹啉类生物碱

B. 哌啶类生物碱

C. 1-苄基异喹啉类生物碱

D. 莨菪烷类生物碱

E. 有机胺类生物碱

51. 益母草碱属于

52. 氧化苦参碱属于

53. 厚朴碱属于

［54-55］

A. 蓝色　　B. 紫红色

C. 绿色　　D. 黄色

E. 不呈色

54. 支链淀粉与碘液反应呈

55. 直链淀粉与碘液反应呈

［56-57］

A. 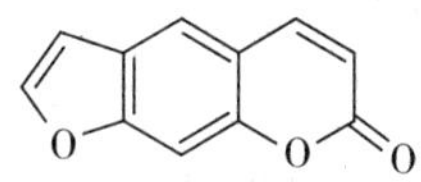

B. 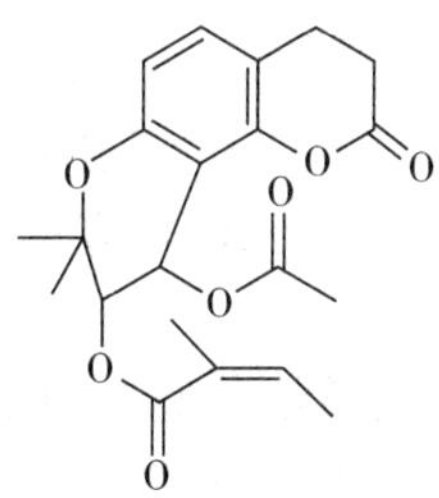

C. 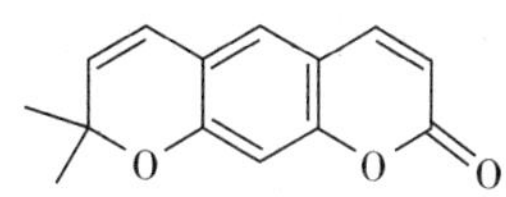

D. 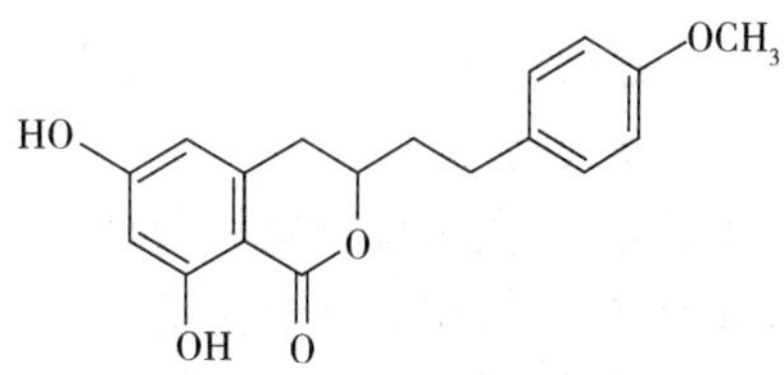

E. 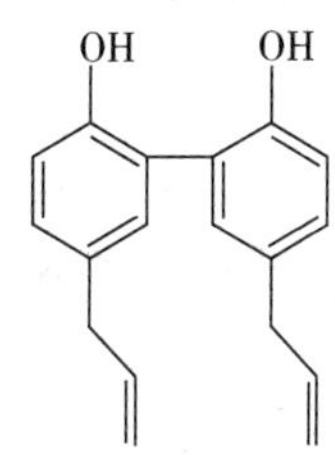

56. 属于《中国药典》中，前胡质量控制

成分之一的化合物是

57. 属于《中国药典》中，厚朴质量控制成分之一的化合物是

[58–60]

A. 石斛　B. 杜仲
C. 香加皮　D. 地骨皮
E. 淫羊藿

58. 试卷附图中，图2–13的药材是
59. 试卷附图中，图2–14的药材是
60. 试卷附图中，图2–15的药材是

[61–63]

A. 荆芥炒炭　B. 蒲黄炒炭
C. 山楂炒炭　D. 大蓟炒炭
E. 栀子炒炭

61. 善于凉血止血的药材是
62. 凉性减弱，收敛止血作用增强的药材是
63. 辛散作用极弱，具有止血作用的药材是

[64–66]

A. 软膏剂　B. 注射剂
C. 糖浆剂　D. 粉雾剂
E. 滴眼剂

64. 给药途径为呼吸道给药的制剂是
65. 给药途径为皮肤给药的制剂是
66. 给药途径为黏膜给药的制剂是

[67–69]

A. 溶散时限　B. 软化点
C. 崩解时限　D. 相对密度
E. 融变时限

67. 泡腾片的质量检查项目包括
68. 栓剂的质量检查项目包括
69. 丸剂的质量检查项目包括

[70–72]

A. 注射用水　B. 自来水
C. 饮用水　D. 纯化水
E. 灭菌注射用水

70. 药材净制时的漂洗用水是
71. 中药注射剂制备中，药材的提取溶剂是
72. 注射用无菌粉末的溶剂是

[73–75]

A. 吸收剂　B. 稀释剂
C. 崩解剂　D. 黏合剂
E. 润滑剂

73. 适用于主药剂量小于0.1g，或浸膏黏性太大，或含浸膏量多而制片困难的填充剂称为
74. 本身有黏性，能增加药粉间的黏合作用，以利于制粒和压片的辅料称为
75. 压片前必须加入的能增加颗粒（或粉末）流动性，减少颗粒（或粉末）与冲模内摩擦力，具有润滑作用的物料称为

[76–78]

A. 椎管内注射液
B. 混悬液型注射液
C. 乳浊液型注射液
D. 输液剂
E. 肌内注射液

76. 由静脉滴注输入体内的大剂量注射液是
77. 不能添加抑菌剂的注射液是
78. 不能添加增溶剂的注射液是

[79–80]

A. 河砂　B. 麦麸
C. 稻米　D. 蛤粉
E. 滑石粉

79. 炮制枳壳、枳实、僵蚕等药物时常用的固体辅料为
80. 炮制刺猬皮、鱼鳔胶等药物时常用的固体辅料为

[81–82]

A. 药材呈长纺锤形，略弯曲，长5～18cm，直径0.5~2cm。表面黄白色至淡黄棕色，半透明，光滑或具深浅不等的纵皱纹，偶有残存的灰棕色外皮
B. 药材呈纺锤形，两端略尖，长

1.5～3cm，直径0.3~0.6cm。表面淡黄色或灰黄色，有细纵皱纹

C. 呈长条状，微弯曲，略扁，偶有分枝，长3~15cm，直径0.8~1.5cm，一端有浅黄色的茎叶残痕

D. 药材呈椭圆形或长条形，略扁，皱缩而稍弯曲，长3~15cm，宽1.5~6cm，厚0.5~2cm。表面黄白色至淡黄棕色，有纵皱纹及由点状突起（潜伏芽）排列而成的横环纹多轮，有时可见鳞叶或棕褐色菌索

E. 呈长圆形或卵圆形，稍扁，有的微弯曲，两端渐尖，长3.5~7cm，直径1.2~2.5cm。表面灰褐色或灰棕色，具不规则纵皱纹，纵纹隆起处色较浅

81. 试卷附图中，图2-16药材的性状特征为

82. 试卷附图中，图2-17药材的性状特征为

［83-85］

A. 油炒　　B. 油炸

C. 油脂涂酥烘烤　　D. 煅法

E. 煮法

83. 淫羊藿常用的炮制方法是

84. 蛤蚧常用的炮制方法是

85. 三七常用的炮制方法是

［86-88］

A. 图2-18　　B. 图2-19

C. 图2-20　　D. 图2-21

E. 图2-22

86. 试卷附图2-18~2-22中，原植物属于麻黄科的药材是

87. 试卷附图2-18~2-22中，原植物属于列当科的药材是

88. 试卷附图2-18~2-22中，原植物属于爵床科的药材是

［89-90］

A. 图2-23　　B. 图2-24

C. 图2-25　　D. 图2-26

E. 图2-27

89. 试卷附图2-23~2-27中，图示中药为连翘的是

90. 试卷附图2-23~2-27中，图示中药为栀子的是

［91-92］

A. 白及　　B. 半夏

C. 天冬　　D. 银柴胡

E. 麦冬

91. 呈长纺锤形，外皮多已除去，表面黄白色至淡棕色，半透明，光滑或具深浅不等的纵皱纹，偶有残存的灰棕色外皮的中药材是

92. 呈不规则的扁圆形，有分枝，表面灰白色或黄白色，有数圈同心环节的中药材是

［93-95］

A. 简单香豆素类化合物

B. 呋喃香豆素类化合物

C. 吡喃香豆素类化合物

D. 异香豆素类化合物

E. 其他香豆素类化合物

93. 白芷内酯属于

94. 别美花椒内酯属于

95. 仙鹤草内酯属于

［96-97］

A. 菊花　　B. 款冬花

C. 槐花　　D. 金银花

E. 辛夷

96. 呈棒状，上粗下细，表面黄白色，密被短柔毛的药材是

97. 呈长卵形，似毛笔头，表面密被灰白色或灰绿色有光泽长茸毛的药材是

［98-100］

A. 呈倒圆锥形或圆筒形，离散，舌状花纵向折缩，散生金黄色腺点

B. 呈不规则球形或扁球形，舌状花不

规则扭曲，内卷，有淡褐色腺点

C. 呈扁球形或不规则球形，舌状花上部反折，通常无腺点，管状花外露

D. 呈碟形或扁球形，舌状花平展或微折叠，彼此粘连，通常无腺点

E. 花头外被鳞状苞片，外表面紫红色或淡红色，内表面具白色绵毛状物

98. 药材亳菊的性状特征是

99. 药材滁菊的性状特征是

100. 药材杭菊的性状特征是

三、综合分析选择题（共10题，每题1分。题目分为若干组，每组题目基于同一个临床情景、病例、实例或者案例的背景信息逐题展开。每题的备选项中，只有1个最符合题意）

［101–103］

某女，23岁。近1个月白带增多，阴部瘙痒，医师诊断为湿热下注，以妇必舒阴道泡腾片治疗，该药物组成主要包含苦参、蛇床子、大黄、百部、乌梅、冰片、硼砂、白矾、甘草；所用辅料包括羧甲淀粉钠、枸橼酸、碳酸氢钠、聚维酮、硬脂酸镁。

101. 药物辅料中枸橼酸与碳酸氢钠是用作

A. 崩解剂　　B. 酸碱平衡调节剂
C. 润滑剂　　D. 抗氧剂
E. 抑菌剂

102. 方中药物气香，味辛凉，有麻舌感的是

A. 大黄　　B. 苦参
C. 蛇床子　　D. 冰片
E. 硼砂

103. 方中大黄的常用炮制方法是

A. 酒炙　　B. 盐炙
C. 蜜炙　　D. 姜炙
E. 复制

［104–106］

混悬型液体制剂系指难溶性固体药物以微粒状态分散于分散介质中形成的非均相的液体制剂，也包括干混悬剂。

104. 不属于絮凝剂或反絮凝剂的是

A. 枸橼酸盐　　B. 酒石酸盐
C. 硅酸铝　　D. 磷酸盐
E. 酒石酸氢盐

105. 下列常用附加剂中，不是助悬剂的是

A. 甘油　　B. 糖浆剂
C. 琼脂　　D. 单甘油酯
E. 甲基纤维素

106. 不属于影响混悬型液体制剂稳定性的因素是

A. 微生物污染
B. 微粒间的排斥力与吸引力
C. 混悬粒子的沉降
D. 微粒增长与晶型的改变
E. 温度的影响

［107–110］

某女，36岁。血虚萎黄，眩晕，盗汗，崩漏出血，舌淡苔薄白，脉沉细弱，宜用熟地黄治疗。

107. 地黄的道地产区是

A. 广东　　B. 吉林
C. 河南　　D. 云南
E. 宁夏

108. 生地黄酒制成熟地黄的炮制目的是

A. 切制饮片，便于调剂和制剂
B. 矫味矫臭，便于服用
C. 降低毒副作用，保证用药安全
D. 改变药物性能，扩大应用范围
E. 引药入经，便于定向用药

109. 熟地黄的性味是

A. 甘、苦，寒
B. 甘、苦，咸
C. 苦，寒

D. 辛，温

E. 甘，微温

110. 鲜地黄断面可见

A. 菊花心　B. 星点

C. 橘红色油点　D. 黄色树脂道

E. 棕色油室

四、多项选择题（共10题，每题1分。每题的备选项中，有2个或2个以上符合题意，错选、少选均不得分）

111. 急症患者临床用药宜选用的中药速效剂型有

A. 气雾剂　B. 舌下片

C. 丸剂　D. 注射剂

E. 滴丸

112. 何首乌具有补肝肾、益精血、乌须发、强筋骨之功效，其主要成分蒽醌类化合物包括

A. 大黄素　B. 大黄酚

C. 大黄素甲醚　D. 大黄酸

E. 芦荟大黄素

113. 关于环糊精包合物作用的说法，正确的有

A. 环糊精包合物可调节药物的释放速度

B. 环糊精包合物可使药物具有靶向性

C. 环糊精包合物可减少药物的刺激性

D. 环糊精包合物可增加药物的溶解度

E. 环糊精包合物可提高药物的稳定性

114. 含木脂素类成分的中药有

A. 五味子　B. 秦皮

C. 连翘　D. 厚朴

E. 补骨脂

115. 下列属于黄连炮制品的是

A. 醋黄连　B. 酒黄连

C. 姜黄连　D. 炒黄连

E. 萸黄连

116. 以下关于生物碱的叙述，正确的是

A. 大多数生物碱分子中的氮原子位于环外

B. 生物碱在双子叶植物中分布广泛

C. 绝大多数的生物碱都呈黄色

D. 生物碱易溶于水

E. 所有的生物碱均可用沉淀时间来鉴别

117. 士的宁与马钱子碱的结构特点包括

A. 均有两个N原子

B. 有喹诺里西啶结构

C. 有一个叔胺N原子

D. 吲哚环上的N原子呈内酰胺结构

E. 属于吲哚类衍生物

118. 清炒时需用炒焦法炮制的药材是

A. 山楂　B. 芥子

C. 栀子　D. 大蓟

E. 蒲黄

119. 关于泡腾颗粒的叙述，正确的是

A. 泡腾颗粒含碳酸氢钠和有机酸

B. 遇水可放出大量气体

C. 泡腾颗粒药物应具有易溶性

D. 5分钟内颗粒均应完全分散或溶解在水中

E. 应进行释放度检查

120. 与苷元连接的二糖有

A. 芸香糖　B. 槐糖

C. 新橙皮糖　D. 龙胆二糖

E. 麦芽糖

2023 国家执业药师职业资格考试

全真模拟试卷

中药学专业知识（一）

模拟试卷（三）

吴春虎　主编

中国健康传媒集团
中国医药科技出版社

模拟试卷（三）

一、最佳选择题（共40题，每题1分。每题的备选项中，只有1个最符合题意）

1. 试卷附图中，图3-1药材的道地产地是安徽宣城的是
   A. 五味子　B. 桃仁
   C. 木瓜　D. 山楂
   E. 补骨脂

2. 以下药物属于升浮性的是
   A. 菊花　B. 苏子
   C. 枳实　D. 磁石
   E. 石决明

3. 要求检查色度的中药是
   A. 大黄　B. 天冬
   C. 葛根　D. 桑白皮
   E. 白术

4. 为了达到油润、饱满、柔软或半透明的目的，玉竹采取的加工方式是
   A. 切片　B. 蒸、煮、烫
   C. 搓揉　D. 发汗
   E. 干燥

5. 当化合物中含有薁类化合物时，其高沸点馏分中可见
   A. 黄白色的馏分
   B. 蓝色或绿色的馏分
   C. 深红色至蓝色的馏分
   D. 棕黑色的馏分
   E. 淡黄色或褐黄色的馏分

6. 不宜用煎煮法提取的中药化学成分是
   A. 黄酮苷　B. 多糖
   C. 挥发油　D. 蒽醌苷
   E. 皂苷

7. 通过制霜法可降低自身毒性、缓和药性的中药是
   A. 巴豆　B. 柏子仁
   C. 川乌　D. 草乌
   E. 马钱子

8. 下面关于合剂的说法，错误的是
   A. 克服了汤剂临时制备的麻烦
   B. 质量相对稳定
   C. 可以随症加减
   D. 便于服用、携带和贮藏
   E. 适合工业化生产

9. 下列关于栓剂基质的说法中，错误的是
   A. 含黄白色的馏分
   B. 目前应用较多的油脂性栓剂基质是半合成脂肪酸甘油酯类
   C. 可可豆脂具有多种晶型
   D. 栓剂基质可使药物成型，也对药物的释放具有重要影响
   E. 当栓剂中含有鞣酸时，不宜选用聚乙二醇类化合物做基质

10. 下列不属于黄芩药理作用的是
    A. 抗菌　B. 抗病毒
    C. 抗过敏　D. 抗毒素
    E. 镇痛

11. 强心苷类区别于其他苷类成分的一个重要结构特征是
    A. α-羟基糖　B. β-羟基糖
    C. α-去氧糖　D. D-葡萄糖
    E. β-半乳糖

12. 软胶囊囊壁由明胶、增塑剂、水三者构成，其重量比例通常是
    A. 1.0：（0.2~0.4）：（1.0~1.6）
    B. 1.0：（0.2~0.4）：（2.0~2.4）
    C. 1.0：（0.4~0.6）：（1.0~1.6）

D. 1.0：（0.4~0.6）：（2.0~2.4）
E. 1.0：（0.4~0.6）：（3.0~3.3）

13. 金银花中主要的抗菌有效成分是
A. 木犀草素 B. 小檗碱
C. 大黄酸 D. 绿原酸
E. 丁香酸

14. 加稀醋酸不溶解，加稀盐酸溶解而无气泡产生的细胞内含物是
A. 糊粉粒 B. 硅质
C. 菊糖 D. 草酸钙结晶
E. 碳酸钙结晶

15. 西瓜制霜时，每100kg西瓜用芒硝
A. 30kg B. 25kg
C. 20kg D. 15kg
E. 10kg

16. 下列药材中，药用部位为动物病理产物的是
A. 蟾酥 B. 牛黄
C. 蜂蜜 D. 蚕沙
E. 蜈蚣

17.可除去黄精麻味、以免刺激咽喉的炮制方法为
A. 酒炙 B. 蒸制
C. 煮制 D. 土炒
E. 麦麸炒

18. 含有毒成分且为下面化学结构所代表的化合物的中药是

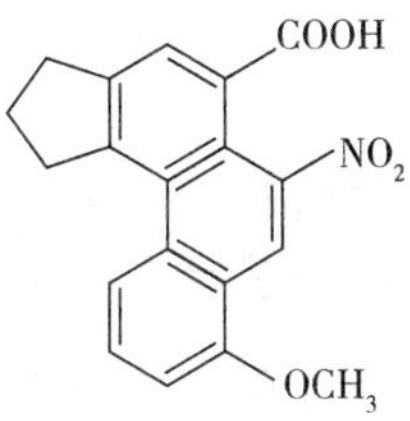

A. 桂枝 B. 大黄
C. 白芍 D. 虎杖
E. 细辛

19. 分离汉防己甲素和汉防己乙素，主要是利用二者
A. 极性的大小不同
B. 在碳酸氢钠溶液中的溶解度不同
C. 盐酸盐的溶解度不同
D. 氮原子的杂化方式不同
E. 分子内氢键的不同

20. 属于季铵型生物碱的是
A. 麻黄碱 B. 马钱子碱
C. 小檗碱 D. 苦参碱
E. 粉防己碱

21. 关于牛蒡子炮制方法正确的是
A. 用中火加热
B. 炒至表面焦黑
C. 炒至香气大量逸出
D. 炒至爆花
E. 炒至断面浅色

22. 用人参治疗补气固脱属于七情中的
A. 单行 B. 相恶
C. 相反 D. 相须
E. 相使

23. 可制成散剂的药材是
A. 易吸湿的药物
B. 刺激性大的药物
C. 易氧化变质的药物
D. 含低共熔成分的药物
E. 含挥发性成分多的药物

24. 苯扎氯铵（洁尔灭）属于
A. 阴离子表面活性剂
B. 阳离子表面活性剂
C. 非离子表面活性剂
D. 天然两性离子表面活性剂
E. 合成两性离子表面活性剂

25. 不属于去除热原的方法是
A. 重铬酸钾硫酸清洁液浸泡30分钟
B. 水提醇沉法
C. 采用针用活性炭吸附

D. 250℃加热空气灭菌30~45分钟

E. 采用强碱性阴离子交换树脂吸附

26. 下列关于苦杏仁苷的分类，错误的是

A. 氧苷　　B. 氰苷

C. 原生苷　　D. 单糖苷

E. 二糖苷

27. 延缓药物水解的方法是

A. 避光

B. 驱逐氧气

C. 增加抗氧剂

D. 控制微量金属离子

E. 制成干燥的固体

28. 药物代谢的主要器官是

A. 肾　　B. 肺

C. 肝　　D. 胆

E. 直肠

29. 适于采用反相分配色谱法分离的成分是

A. 游离甾体　　B. 苷类

C. 糖类　　D. 有机酸

E. 生物碱

30. 化合物茵陈炔内脂属于

A. 简单香豆素

B. 线性呋喃香豆素

C. 线性吡喃香豆素

D. 异香豆素

E. 香豆素苷

31. 以离子状态存在的化合物是

A. 黄酮　　B. 二氢黄酮

C. 异黄酮　　D. 查耳酮

E. 花青素

32. 人参具有兴奋和抑制中枢的作用，体现了中药药理作用的

A. 复杂性　　B. 多样性

C. 双向性　　D. 一致性

E. 差异性

33. 试卷附图3-2~3-6中，地骨皮是

A. 图3-2　　B. 图3-3

C. 图3-4　　D. 图3-5

E. 图3-6

34. 中药厚朴中含有的厚朴酚属于

A. 黄酮类化合物

B. 蒽醌类化合物

C. 有机酸类化合物

D. 木脂素类化合物

E. 香豆素类化合物

35. 试卷附图3-7~3-11中，图示中药为侧柏叶的是

A. 图3-7　　B. 图3-8

C. 图3-9　　D. 图3-10

E. 图3-11

36. 切面灰黑色或棕黑色，木部有4~10个类白色点状维管束排列成环的饮片是

A. 麻黄　　B. 莪术

C. 白芍　　D. 胡黄连

E. 狗脊

37. 黄酮类化合物中一般无色的是

A. 花色素　　B. 查耳酮

C. 二氢黄酮醇　　D. 异黄酮

E. 黄酮

38. 四气确定的依据是

A. 通过测量仪器测定药材的温度而总结出来

B. 古代医家用手触摸的温度

C. 从药物作用于人体所发生的反应概括而来

D. 古代本草著作的记载

E. 根据药物的滋味而总结出来

39. 质地似蜡，断面稍有孔隙；有强烈而持久的蒜样特异臭气的药材是

A. 沉香　　B. 苏合香

C. 阿魏　　D. 枫香脂

E. 血竭

40. 采收茎木类药材一般宜在

A. 春末夏初　　B. 盛夏
C. 夏末秋初　　D. 秋、冬两季
E. 初春

二、配伍选择题(共60题，每题1分。题目分为若干组，每组题目对应同一组备选项，备选项可重复选用，也可不选用。每题只有1个备选项最符合题意)

[41-43]

A. 耐热性
B. 不挥发性
C. 可被强氧化剂破坏
D. 水溶性
E. 被吸附性

41. 在通常采用的灭菌条件下，热原不能被破坏是因为热原的
42. 用活性炭除去热原是利用热原的
43. 用高锰酸钾溶液破坏热原是利用热原的

[44-45]

A. 开花前期　　B. 双峰期
C. 生长末期　　D. 花蕾期
E. 生长初期

44. 甘草甜素在哪个时期含量最高
45. 槐花中的芦丁在哪个时期含量最高

[46-48]

A. 伪麻黄碱　　B. 吗啡
C. 小檗碱　　D. 氧化苦参碱
E. 烟碱

46. 属于挥发性生物碱的化合物是
47. 属于季铵碱的化合物是
48. 属于N-氧化物的化合物是

[49-51]

A. 图3-12　　B. 图3-13
C. 图3-14　　D. 图3-15
E. 图3-16

49. 试卷附图3-12~3-16中，原植物属于木通科的是
50. 试卷附图3-12~3-16中，原植物属于豆科的是
51. 试卷附图3-12~3-16中，原植物属于茜草科的是

[52-54]

A. 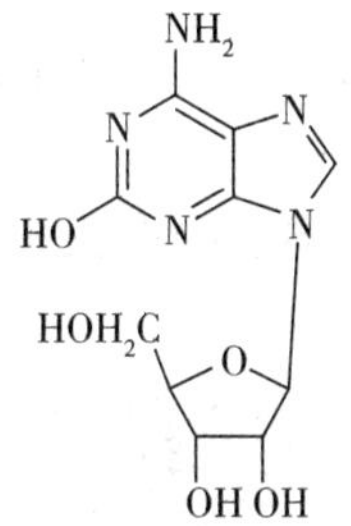

B. 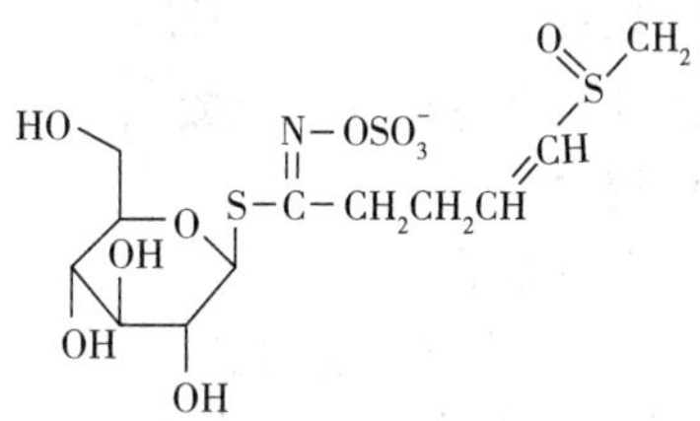

C. 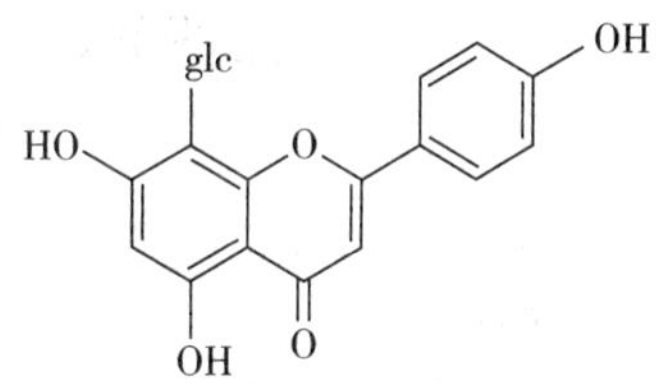

D. 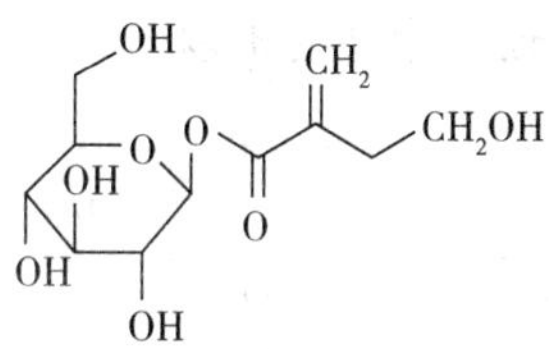

E. 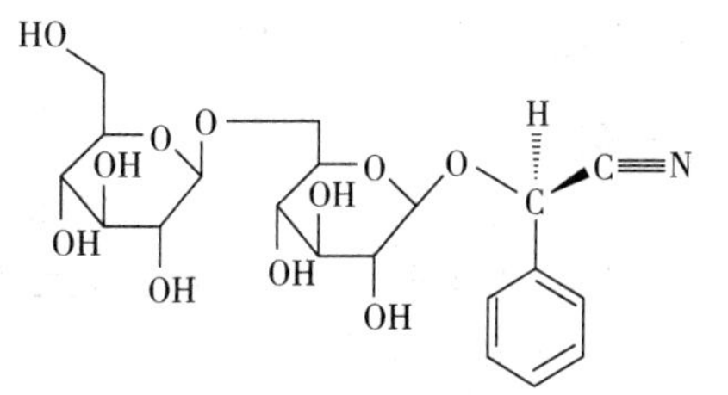

52. 最难被水解的化合物是
53. 既能被酸水解，又能被碱水解的化合物是
54. 不易结晶，容易水解的化合物是

[55-57]

A. 2.0%　　B. 8.0%

C. 0.5%　　D. 5.0%

E. 10.0%

55.《中国药典》中规定广藿香杂质不得超过

56.《中国药典》中规定金钱草杂质不得超过

57.《中国药典》中清半夏中白矾含量不得超过

[58-60]

A. 三七皂苷

B. 杜鹃素

C. 甘草皂苷和甘草次酸

D. 橙皮苷

E. 人参皂苷

58. 可用于治疗胃溃疡的是

59. 可用于扩张血管，改善微循环的是

60. 可用于治疗慢性支气管炎的是

[61-63]

A. 蒸至杀死虫卵或蚜虫

B. 撞去须根

C. 发汗后再晒干或烘干

D. 干燥过程中要时时搓揉，使皮、肉紧贴

E. 阴干

61. 五倍子在采收加工时应

62. 茯苓在采收加工时应

63. 黄连在产地加工时应

[64-65]

A. 腔道给药　　B. 黏膜给药

C. 注射给药　　D. 皮肤给药

E. 呼吸道给药

64. 舌下片剂的给药途径属于

65. 气雾剂的给药途径属于

[66-68]

A. 1.0%　　B. 2.0%

C. 3.0%　　D. 4.0%

E. 5.0%

66. 明胶空心胶囊的炽灼残渣（透明）不得过

67. 明胶空心胶囊的炽灼残渣（半透明）不得过

68. 明胶空心胶囊的炽灼残渣（不透明）不得过

[69-70]

A. 分散相粒径＜1nm

B. 分散相粒径1~100nm

C. 分散相粒径>0.1 μm

D. 分散相粒径>0.5 μm

E. 分散相粒径>100 μm

69. 乳浊液的微粒大小是

70. 胶体溶液的微粒大小是

[71-73]

A. 15.0%　　B. 12.0%

C. 9.0%　　D. 10.0%

E. 16.0%

71.《中国药典》中规定蜜丸的含水量不得超过

72.《中国药典》中规定浓缩蜜丸的含水量不得超过

73.《中国药典》中规定水丸的含水量不得超过

[74-75]

A. 药味加减的变化

B. 药量加减的变化

C. 剂型更换的变化

D. 药味加减与药量增减变化的联合运用

E. 药味加减与剂型更换变化的联合运用

74. 由麻黄汤化裁为三拗汤属于

75. 由小承气汤化裁为厚朴三物汤属于

[76-78]

A. 伪麻黄碱　　B. 桂皮醛

C. 杏仁苷　　D. 甘草酸

E. 左旋麻黄碱

麻黄汤的药效物质基础中

76. 止咳平喘的有效成分是
77. 镇痛、解热的有效成分是
78. 镇咳的有效成分是

[79–81]

A. 西班牙
B. 山东、河南
C. 坦桑尼亚、印度尼西亚
D. 印度、越南、泰国
E. 河南

79. 马钱子主产于
80. 西红花主产于
81. 丁香主产于

[82–84]

A. 倍散
B. 含液体成分的散剂
C. 单味药散剂
D. 含低共熔成分的散剂
E. 含毒性药的散剂

82. 川贝散是
83. 蛇胆川贝散是
84. 避瘟散是

[85–87]

A. 郁金　　B. 半夏
C. 浙贝母　　D. 川贝母
E. 知母

85. 试卷附图中，图3–17的药材是
86. 试卷附图中，图3–18的药材是
87. 试卷附图中，图3–19的药材是

[88–89]

A. 过桥
B. 红小辫
C. 疙瘩丁
D. 瘤状突起的支根
E. 2~3个爪状分枝

88. 图3–20的药材性状特征是
89. 图3–21的药材性状特征是

[90–92]

A. 薄荷　　B. 荆芥
C. 鱼腥草　　D. 广藿香
E. 穿心莲

90. 气微，搓碎后有鱼腥气，味微涩的中药材是
91. 气微，味极苦的中药材是
92. 气香特异，味微苦的中药材是

[93–95]

A. 酸/碱法　　B. 水醇法
C. 醇/醚法　　D. 活性炭吸附法
E. 盐析法

93. 欲纯化总皂苷通常采用的方法是
94. 提取生物碱常用的方法是
95. 用于除去亲脂性色素的方法是

[96–97]

A. 图3–22　　B. 图3–23
C. 图3–24　　D. 图3–25
E. 图3–26

96. 试卷附图3–22~3–26中，图示中药为商陆的是
97. 试卷附图3–22~3–26中，图示中药为龙胆的是

[98–100]

A. 根　　B. 根茎
C. 块茎　　D. 根及根茎
E. 鳞茎

98. 丹参的药用部位是
99. 天南星的药用部位是
100. 知母的药用部位是

三、综合分析选择题（共10题，每题1分。题目分为若干组，每组题目基于同一个临床情景、病例、实例或者案例的背景信息逐题展开。每题的备选项中，只有1个最符合题意）

[101–103]

某女，36岁。自述患病3天，症见咽喉肿痛、牙龈肿痛、口舌生疮。医师处以牛黄解毒片，方中药用人工牛黄、石膏、

黄芩、大黄、雄黄、冰片、桔梗、甘草等。小片一次3片，大片一次2片，一日2～3次。

101. 方中人工牛黄的作用为
A. 清胃泻火、除烦止渴
B. 清热泻火、凉血解毒
C. 清热泻火、解毒消肿
D. 清热解毒、消肿止痛
E. 宣肺利咽、消肿排脓

102. 此剂型常用的辅料不包括
A. 填充剂　B. 湿润剂
C. 黏合剂　D. 抑菌剂
E. 崩解剂

103. 方中冰片、牛黄应以什么形式加入
A. 粗粉　B. 细粉
C. 极细粉　D. 最细粉
E. 颗粒

[104–106]

某男，42岁。患有冠心病，服用复方丹参滴丸。复方丹参滴丸具有活血化瘀，理气止痛的功效。目前国内已上市的中药滴丸有速效救心丸、复方丹参滴丸等数十种，滴丸基质常用的有两大类。

104. 属于滴丸水溶性基质的是
A. S–40　B. 硬脂酸
C. 水　D. 十八醇
E. 单硬脂酸甘油酯

105. 除另有规定外，滴丸的溶散时限为
A. 30分钟　B. 45分钟
C. 60分钟　D. 90分钟
E. 120分钟

106. 下列有关滴丸基质的叙述，正确的是
A. 滴丸基质会影响主药的疗效和检测
B. 滴丸基质包括水溶性基质和非水溶性基质
C. 滴丸基质熔点较高
D. 滴丸基质对人体会产生副作用
E. 不同基质不能配合使用

[107–110]

大黄、虎杖、何首乌、芦荟、决明子、丹参、紫草中的有效成分均为醌类化合物。醌类化合物多存在于植物的根、皮、叶及心材中。天然的醌类化合物生物活性是多方面的，如泻下、抗菌、抗病毒、止血、利尿和抗肿瘤等。

107. 紫草素具止血作用，其结构类型为
A. β（1,2）–萘醌
B. 对苯醌
C. α（2,6）–萘醌
D. α（1,4）–萘醌
E. 邻苯醌

108.《中国药典》中，虎杖的质量控制成分是
A. 大黄素和大黄酚
B. 大黄素和大黄酸
C. 大黄素和虎杖苷
D. 虎杖苷和大黄酚
E. 虎杖苷和大黄酸

109. 丹参中的水溶性成分是
A. 丹参酮Ⅰ　B. 丹参酮$Ⅱ_A$
C. 丹参酮$Ⅱ_B$　D. 隐丹参酮
E. 丹酚酸B

110. 与金属离子（如Mg^{2+}）反应，显不同颜色的化合物是
A. 苯醌、萘醌类化合物
B. 醌环无取代的苯醌、萘醌类化合物
C. 蒽醌类化合物
D. 有α–酚羟基或邻二酚羟基的蒽醌类化合物
E. 醌类化合物

四、多项选择题（共10题，每题1分。每题的备选项中，有2个或2个以上符合题意，错选、少选均不得分）

111. 中药传统经验鉴别对中药质量评价的

核心是中药的

A. 形　　B. 色
C. 气　　D. 味
E. 重量

112. 影响生物碱碱性强弱的因素有
A. 氮原子的杂化方式
B. 诱导效应
C. 共轭效应
D. 空间效应
E. 氢键效应

113. 除另有规定外，应检查甲醇量的制剂有
A. 急支糖浆　　B. 枇杷止咳露
C. 国公酒　　D. 清开灵口服液
E. 藿香正气水

114. 断面有异常构造特征的药材有
A. 大黄　　B. 何首乌
C. 防己　　D. 甘草
E. 川牛膝

115. 地黄为玄参科植物的新鲜或干燥块根，《中国药典》中地黄的常见饮片有
A. 生地黄　　B. 煨地黄
C. 鲜地黄　　D. 黑地黄
E. 熟地黄

116. 中药的纯度检查包括
A. 总灰分测定
B. 酸不溶性灰分测定
C. 杂质检查
D. 酸败度测定
E. 浸出物测定

117. 下列剂型的质量要求中需要进行含醇量测定的是
A. 益母草膏
B. 藿香正气水
C. 旋覆代赭汤
D. 当归流浸膏
E. 颠茄浸膏

118. 膜剂的理想成膜材料应具备的特点有
A. 无毒，无刺激性
B. 对机体的生理功能无不良影响
C. 与药物不起作用
D. 成膜性、脱膜性较好
E. 在体温下易软化、熔融或溶解

119. 下列药材中，以动物的脏器入药的有
A. 哈蟆油　　B. 海螵蛸
C. 僵蚕　　D. 刺猬皮
E. 鸡内金

120. 环糊精包合物的作用是
A. 减少药物的刺激性
B. 增加药物的溶解度
C. 使液体药物粉末化而便于制剂
D. 增加药物的释放速度
E. 减缓药物的释放速度

2023国家执业药师职业资格考试

全真模拟试卷

中药学专业知识（一）

模拟试卷（四）

吴春虎　主编

中国健康传媒集团
中国医药科技出版社

模拟试卷（四）

一、最佳选择题（共40题，每题1分。每题的备选项中，只有1个最符合题意）

1. 图4-1药材的药用部位是
   A. 根及根茎　　B. 块茎
   C. 种子　　D. 块根
   E. 鳞茎

2. 下列选项属于初级功效表述的是
   A. 补肾　　B. 行气
   C. 治瘘　　D. 健脾
   E. 通便

3. 关于酊剂、酒剂的叙述，正确的是
   A. 酊剂与酒剂制备时所用溶剂均为乙醇
   B. 酊剂与酒剂通常均可用渗漉法、稀释法、溶解法制备
   C. 含毒性药品的酊剂每100ml相当于原饮片20g
   D. 酒剂每1ml相当于原饮片2～5g
   E. 酊剂与酒剂的成品均应测定含醇量

4. 中药材产地加工的目的是
   A. 防止药材变色
   B. 促使药材干燥，保证药材质量
   C. 减少药材含水量
   D. 保证药材完整
   E. 防止化学成分丢失

5. 下列药物中其主要成分为$Na_2SO_4 \cdot 10H_2O$的是
   A. 芒硝　　B. 朱砂
   C. 硫黄　　D. 石膏
   E. 自然铜

6. 以下在花盛开时采收的是
   A. 金银花　　B. 槐米
   C. 丁香　　D. 洋金花
   E. 西红花

7. 《中国药典》规定，检查千里光中的毒性成分采用的方法是
   A. 高效液相色谱–质谱法
   B. 紫外–可见分光光度法
   C. 原子吸收分光光度法
   D. 高效液相色谱法
   E. 气相色谱法

8. 属于用延缓药物水解的方法来提高中药制剂稳定性的是
   A. 避光　　B. 驱逐氧气
   C. 添加抗氧剂　　D. 改变溶剂
   E. 控制微量金属离子

9. 牛黄中对平滑肌有松弛作用的主要活性成分是
   A. 去氧胆酸　　B. SMC
   C. 胆红素　　D. 氨基酸
   E. 无机盐

10. 下列生物碱中水溶性最大的是
    A. 乌头碱　　B. 马钱子碱
    C. 氧化苦参碱　　D. 吗啡
    E. 莨菪碱

11. 下列关于薄荷的化学成分薄荷醇的理化性质的叙述，正确的是
    A. 为无色方形结晶
    B. 不溶于水，微溶于乙醇
    C. 对光、热不稳定
    D. 对链球菌、金黄色葡萄球菌有抑制作用
    E. 可作为芳香药、调味品及祛风药

12. 下列关于麻黄生物碱的毒性表现的叙述，不正确的是
    A. 头痛　　B. 烦躁
    C. 失眠　　D. 黄疸

E. 心动过速

13. 中毒表现为血压先升而后降，心收缩力增强，继而减弱，心律不齐，乃至心肌纤颤而死亡的药材是
A. 细辛
B. 香加皮
C. 苦杏仁
D. 马钱子
E. 麻黄

14. 进行盐酸-镁粉反应时，由于在浓盐酸中也会发生色变，需预先做空白对照实验的化合物是
A. 黄酮
B. 黄酮醇
C. 二氢黄酮
D. 花青素
E. 二氢黄酮醇

15. 试卷附图4-2~4-6中，折断时有细密、银白色、橡胶丝相连的药材是
A. 图4-2
B. 图4-3
C. 图4-4
D. 图4-5
E. 图4-6

16. 以下药物中常用河砂烫炒的有
A. 穿山甲
B. 阿胶
C. 僵蚕
D. 斑蝥
E. 刺猬皮

17. 根据《中国药典》的规定，以芦丁为含量测定指标成分的中药是
A. 银杏叶
B. 葛根
C. 槐米
D. 黄芩
E. 陈皮

18. 焦槟榔长于
A. 消食导滞
B. 杀虫破积
C. 缓和药性
D. 降气行水
E. 截疟力胜

19.属于味连性状鉴别特征的是
A. 断面平坦，灰白色，富粉性，有排列较稀疏的放射状纹理
B. 多为单枝，略呈圆柱形，微弯曲，“过桥”较长
C. 弯曲呈钩状，多为单枝，较细小
D. 多分枝，常弯曲，集聚成簇，形如鸡爪，表面有过桥
E. 表面黄色或黄褐色，断面黄色，角质样，有蜡样光泽

20. 确证木栓化细胞壁最适宜的试液是
A. 钌红试液
B. 苏丹Ⅲ试液
C. 间苯三酚及浓盐酸试液
D. 氯化锌碘试液
E. 三氯化铁试液

21. 关于合剂的质量要求，叙述错误的是
A. 若加蔗糖，除另有规定外，含糖量一般不高于10%
B. 山梨酸和苯甲酸的用量不得超过0.3%
C. 贮存期间不得有发霉等变质现象
D. 允许有少量摇之易散的沉淀
E. 除另有规定外，合剂应澄清

22. 基于分子筛原理的是
A. 硅胶色谱
B. 聚酰胺色谱
C. 凝胶色谱
D. 分配色谱
E. 离子交换色谱

23. 下列关于注射剂的质量要求，叙述不当的是
A. 无菌
B. 无热原
C. 注射剂不得有肉眼可见的异物
D. 不能有组织刺激性和毒性反应
E. 与血浆等渗和等张

24. 关于明胶空心胶囊质量要求的说法，错误的是
A. 含羟苯甲酯、羟苯乙酯、羟苯丙酯和羟苯丁酯的总量不得过0.05%
B. 含铬不得过百万分之二
C. 明胶空心胶囊应在20分钟内全部溶化或崩解
D. 含重金属不得过百万分之四十
E. 干燥失重应为12.5%～17.5%

25. 饮片细粉以炼蜜和水为黏合剂制成的

丸剂是

A. 蜜丸　　B. 水蜜丸
C. 浓缩丸　　D. 滴丸
E. 蜡丸

26. 凡供切制、炮炙或调剂、制剂用的中药饮片，均应清除非药用部位，分离不同的药用部位，使用净药。下列药材中需要去核的是

A. 瓜蒌皮　　B. 枳壳
C. 化橘红　　D. 诃子
E. 枇杷叶

27. 下列反应中，可以区别甾体皂苷和三萜皂苷的是

A. $FeCl_3$反应
B. Liebermann反应
C. 三氯乙酸反应
D. α萘酚–浓硫酸反应
E. 五氯化锑反应

28. 下列关于软膏剂质量要求的叙述，错误的是

A. 均匀细腻，无粗糙感
B. 软膏剂是半固体制剂，药物与基质必须是互溶性的
C. 软膏剂稠度应适宜，易于涂布
D. 应符合卫生学要求
E. 无不良刺激性

29. Ⅲ型强心苷苷元与糖的连接方式是

A. 苷元–（D–葡萄糖）$_y$
B. 苷元–（6–去氧糖甲醚）$_x$–（D–葡萄糖）$_y$
C. 苷元–（2,6–二去氧糖）$_x$–（D–葡萄糖）$_y$
D. 苷元–（6–去氧糖）$_x$–（D–葡萄糖）$_y$
E. 苷元–（D–葡萄糖）$_x$–（2,6–二去氧糖）$_y$

30. 在胶剂制备过程中，为增加其透明度可选用的辅料是

A. 花生油　　B. 黄酒
C. 白酒　　D. 明矾
E. 麻油

31. 为了增强麦芽消食化滞、止泻的作用，常用的炮制方法是

A. 炒黄　　B. 炒焦
C. 土炒　　D. 米炒
E. 麦麸炒

32. 附图4–7药材来源于

A. 菊科　　B. 豆科
C. 禾本科　　D. 茜草科
E. 桑科

33. 以皮厚、肉细、油性足、内表面色紫棕而有发亮结晶物、香气浓者为佳的中药材是

A. 厚朴　　B. 肉桂
C. 合欢皮　　D. 地骨皮
E. 香加皮

34. 黄芪甲苷的构型是

A. 甾体皂苷　　B. 三萜皂苷
C. 强心苷　　D. 环烯醚萜苷
E. 黄酮苷

35. 关于大青叶和蓼大青叶的说法，正确的是

A. 来源于同科不同种植物
B. 来源于同一个种的植物
C. 均主产于河北
D. 大青叶完整的叶片展平后呈椭圆形
E. 蓼大青叶完整的叶片展平后呈长椭圆形至长圆状倒披针形

36. 试卷附图4–8~4–12中，取药材少许，浸入水中，可见橙黄色呈直线下降，逐渐扩散，水被染成黄色的中药是

A. 图4–8　　B. 图4–9
C. 图4–10　　D. 图4–11
E. 图4–12

37. 广地龙的主产地为

A. 海南　　B. 上海
C. 浙江　　D. 安徽
E. 江苏

38. 初步奠定了中药学基本理论的本草著作是
 A.《本草经集注》
 B.《经史证类备急本草》
 C.《新修本草》
 D.《神农本草经》
 E.《本草纲目》

39. 骨碎补砂炒的目的是
 A. 增强疗效　　B. 矫臭矫味
 C. 改变药性　　D. 便于去毛
 E. 降低毒性

40. 为避免发霉、变色、虫蛀及有效成分的分解和破坏，药材贮藏前一般均需
 A. 干燥　　B. 蒸、煮、烫
 C. 搓揉　　D. 发汗
 E. 切片

二、配伍选择题(共60题，每题1分。题目分为若干组，每组题目对应同一组备选项，备选项可重复选用，也可不选用。每题只有1个备选项最符合题意)

[**41–43**]
 A. 煎煮法　　B. 分馏法
 C. 渗漉法　　D. 超声提取法
 E. 连续回流提取法

41. 采用索氏提取器进行提取的方法是
42. 不需要加热，但消耗溶剂量大、费时长、操作比较麻烦的提取方法是
43. 能破坏植物药材的细胞，使提取溶剂能渗透到药材的细胞中，从而加速药材中的有效成分溶解于溶剂中的提取方法是

[**44–45**]
 A. 桔梗　　B. 地黄
 C. 玄参　　D. 三七
 E. 当归

44. 属于“四大怀药”的药材是
45. 属于“浙八味”的药材是

[**46–48**]
 A. 金钱草　　B. 广金钱草
 C. 益母草　　D. 广藿香
 E. 紫花地丁

46. 叶互生，小叶1或3，圆形或矩圆形，上表面黄绿色或灰绿色，无毛，下表面具灰白色紧贴的绒毛的中药是
47. 叶对生，多皱缩，展平后呈宽卵形或心形，上表面灰绿色或棕褐色，下表面色较浅，主脉明显突起，用水浸后，对光透视可见黑色或褐色条纹的中药是
48. 叶基生，灰绿色，展平后叶片呈披针形或卵状披针形，先端钝，基部截形或稍心形，边缘具钝锯齿，两面有毛，蒴果椭圆形或3裂，种子多数的中药是

[**49–51**]
 A.
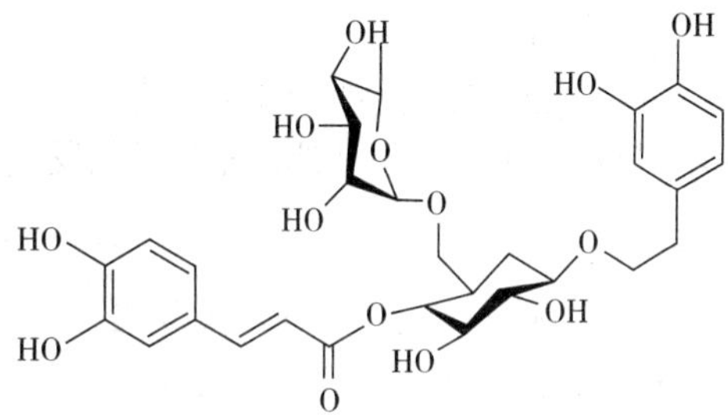

 B.
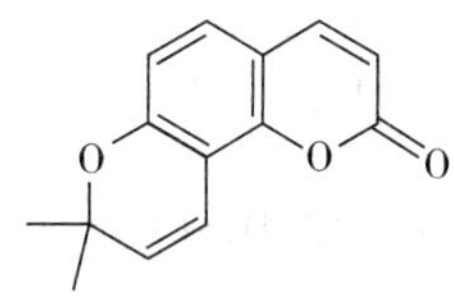

 C.
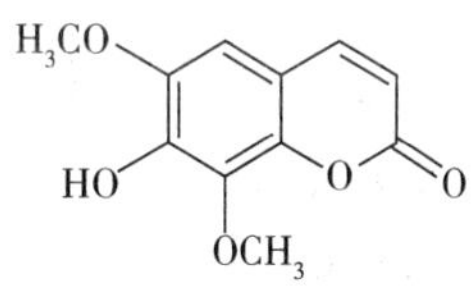

 D.
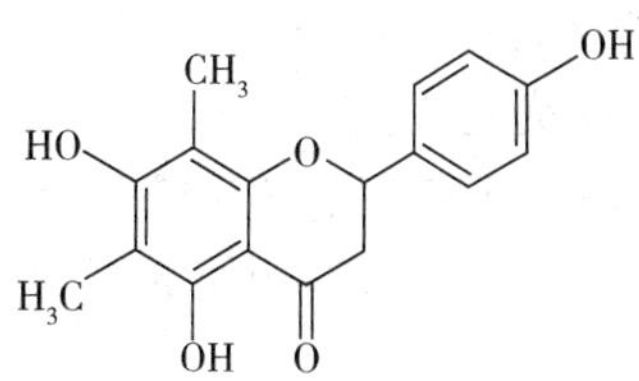

 E.
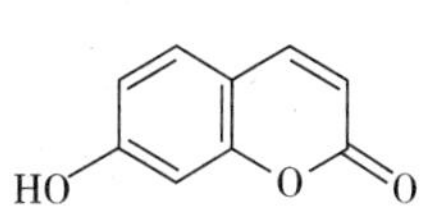

49.《中国药典》规定，满山红的质量控制

成分是

50.《中国药典》规定，连翘的质量控制成分是

51.《中国药典》规定，肿节风的质量控制成分是

［52–53］

A. α–果糖苷键　B. α–葡萄糖苷键

C. β–果糖苷键　D. β–葡萄糖苷键

E. α–麦芽糖苷键

52. 转化糖酶能水解

53. 苦杏仁苷酶能水解

［54–55］

A. Gregory–Pascoe反应

B. Hammarsten反应

C. Gibb’s反应

D. Emerson反应

E. Feigl反应

54. 可用于胆酸含量测定的反应是

55. 胆酸显紫色，鹅去氧胆酸不显色的反应是

［56–58］

A. 薄荷　B. 五加皮

C. 川芎　D. 昆布

E. 大黄

56. 在水软化处理时宜选用淘洗法的药材是

57. 在水软化处理时宜选用润法的药材是

58. 在水软化处理时宜选用淋法的药材是

［59–60］

A. 干燥的成熟果实

B. 干燥的未成熟果实

C. 干燥的成熟果仁

D. 干燥的成熟种子

E. 干燥的近成熟果实

59. 图4–13所示药材的药用部位为

60. 图4–14所示药材的药用部位为

［61–63］

A. 酒　B. 麻油

C. 食盐水　D. 蜂蜜

E. 姜汁

61. 与药物共制后，能抑制其寒性，增强疗效，降低毒性的辅料是

62. 与药物共制后，有助于有效成分溶出而增加疗效的辅料是

63. 与药物共制后，能起协同作用，增强药物疗效或起解毒、缓和药物性能、矫味矫臭作用的辅料是

［64–65］

A. 等渗溶液　B. 等张溶液

C. 低渗溶液　D. 高渗溶液

E. 胶体溶液

64. 与红细胞膜张力相等的溶液是

65. 冰点降低为–0.52℃的溶液是

［66–68］

A. 溶化　B. 软化

C. 变脆　D. 气化

E. 结晶

66. 吸湿性药物能使胶囊壁

67. 易风化的药物能使胶囊壁

68. 药物的稀乙醇溶液能使胶囊壁

［69–71］

A. 可溶颗粒剂　B. 混悬颗粒剂

C. 泡腾颗粒剂　D. 块状颗粒剂

E. 肠溶颗粒剂

69. 应进行释放度检查的是

70. 除另有规定外，应进行溶出度检查的是

71. 将药材提取物及辅料混合制粒，用模具压制成块（机压法）即得的是

［72–74］

A. 糖浆剂　B. 煎膏剂

C. 汤剂　D. 酊剂

E. 浸膏剂

72. 药材用水煎煮，去渣浓缩后，加炼糖或炼蜜制成的半流体制剂是

73. 需检查含糖量的制剂是

74. 多以滋补作用为主的剂型是

［75–77］

A. 酸味　B. 辛味

C. 苦味　　D. 甘味
E. 咸味

75. 中药五味中，具有发散、行气、活血作用的是
76. 中药五味中，具有软坚、泻下作用的是
77. 中药五味中，具有通泄、燥湿、坚阴作用的是

[78–80]

A. 5分钟　　B. 15分钟
C. 30分钟　　D. 60分钟
E. 120分钟

78.《中国药典》中规定，药材原粉片的崩解时限为
79.《中国药典》中规定，糖衣片的崩解时限为
80.《中国药典》中规定，舌下片的崩解时限为

[81–82]

A. 大黄与芒硝　　B. 人参与莱菔子
C. 黄连与木香　　D. 甘草与附子
E. 甘遂与甘草

81. 属于相恶配伍的是
82. 属于相反配伍的是

[83–85]

A. "金井玉栏"
B. "车轮纹"
C. "菊花心"
D. 外表面呈鳞片状剥落
E. 外表面有环状横纹、须根及鳞叶残痕

83. 苦参饮片
84. 黄芪、板蓝根、桔梗饮片的切面均可见
85. 防己、大血藤饮片的切面均可见

[86–87]

A. 半夏　　B. 六神曲
C. 麦芽　　D. 巴豆
E. 芒硝

86. 采用发酵法炮制的药材是
87. 采用提净法炮制的药材是

[88–89]

A. 粉萆　　B. 草豆蔻
C. 鸡内金　　D. 紫菀
E. 海马

88. 试卷附图中，图4–15的药材是
89. 试卷附图中，图4–16的药材是

[90–92]

A. 图4–17　　B. 图4–18
C. 图4–19　　D. 图4–20
E. 图4–21

90. 试卷附图4–17~4–21中，图示中药为冬虫夏草的是
91. 试卷附图4–17~4–21中，图示中药为僵蚕的是
92. 试卷附图4–17~4–21中，图示中药为茯苓的是

[93–94]

A. 红色至红褐色　　B. 绿黑色或棕红色
C. 淡橘红色　　D. 淡黄色
E. 白色

93. 试卷附图中，图4–22的条痕色为
94. 试卷附图中，图4–23的条痕色为
95. 试卷附图中，图4–24的条痕色为

[96–97]

A. 浸渍法　　B. 渗漉法
C. 煎煮法　　D. 回流提取法
E. 连续回流提取法

96. 提取非挥发性、对热稳定的成分，以水为溶剂时常用的方法是
97. 用有机溶剂加热提取，但溶剂消耗量大，操作麻烦的方法是

[98–100]

A. 麝香　　B. 乌梢蛇
C. 牛黄　　D. 羚羊角
E. 鹿茸

98. 药材的鉴别术语"当门子"见于
99. 药材的鉴别术语"乌金衣"见于
100. 药材的鉴别术语"大挺"见于

三、综合分析选择题（共10题，每题1分。题目分为若干组，每组题目基于同一个临床情景、病例、实例或者案例的背景信息逐题展开。每题的备选项中，只有1个最符合题意）

［101-103］

某药厂生产的清开灵注射液，其药物组成包括胆酸、珍珠母（粉）、猪去氧胆酸、栀子、水牛角（粉）、板蓝根、黄芩苷、金银花，附加剂为依地酸二钠、硫代硫酸钠、甘油。具有清热解毒、化痰通络、醒神开窍作用。

101. 附加剂硫代硫酸钠是用作
A. 抗氧剂　B. 增溶剂
C. 抑菌剂　D. pH调节剂
E. 渗透压调节剂

102. 根据中药注射液生产要求，处方中原料药应固定产地，板蓝根的主产地是
A. 广东　B. 山西
C. 河北　D. 四川
E. 黑龙江

103. 处方中胆酸的化学结构类型属于
A. 二萜　B. 黄酮
C. 蒽醌　D. 香豆素
E. 甾体

［104-106］

某医师治疗风寒湿痹，常用中成药小活络丸（大蜜丸）。该药处方有制川乌、制草乌、醋乳香、醋没药、胆南星、地龙。功效为祛风散寒，化痰除湿，活血止痛。主治风寒湿邪闭阻、痰瘀阻络所致的痹病。症见肢体关节疼痛、或冷痛、或刺痛、或疼痛夜甚、关节屈伸不利、麻木拘挛。

104.《中国药典》中规定，小活络丸应检查双酯型生物碱的限量，处方中含这类生物碱的中药是
A. 胆南星　B. 制川乌
C. 地龙　D. 醋乳香
E. 醋没药

105. 关于处方中醋乳香炮制方法或炮制作用的说法，错误的是
A. 每100g乳香用米醋10kg
B. 乳香醋炙后增强活血止痛、消肿生肌的功效
C. 乳香醋炙后刺激性缓和，利于服用
D. 醋乳香炮制宜采用文火加热
E. 醋乳香炮制宜先炒乳香至表面微熔再喷入米醋

106. 关于大蜜丸剂型特点和质量要求的说法，错误的是
A. 大蜜丸含水量不得过15.0%
B. 大蜜丸不检查溶散时限
C. 大蜜丸含蔗糖和麦芽糖分别不得过5.0%
D. 大蜜丸应密封贮存
E. 大蜜丸不检查重量差异

［107-110］

某男，50岁。平素喜饮白酒，近日牙龈红肿作痛，伴口苦心烦，舌质暗红，脉沉数有力。应首选的药物是黄连，生物碱为其主要有效成分。

107. 黄连的抗菌主要成分是

A.
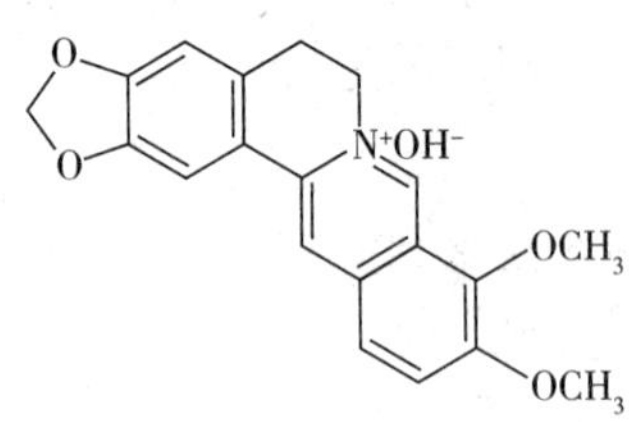

B.
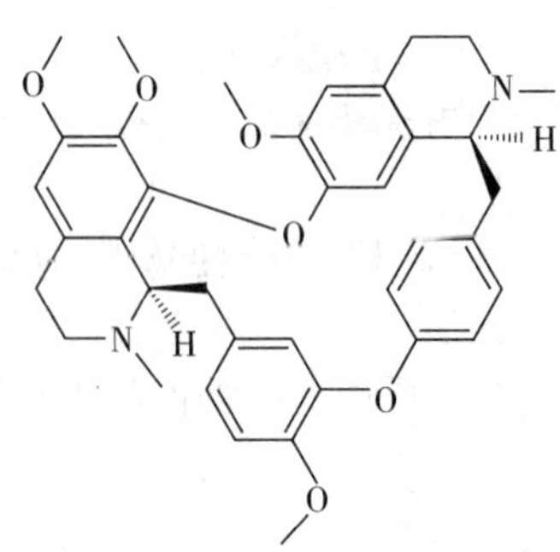

C.
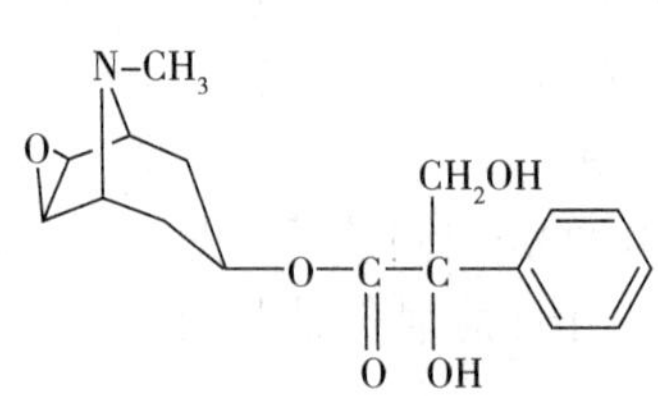

D. 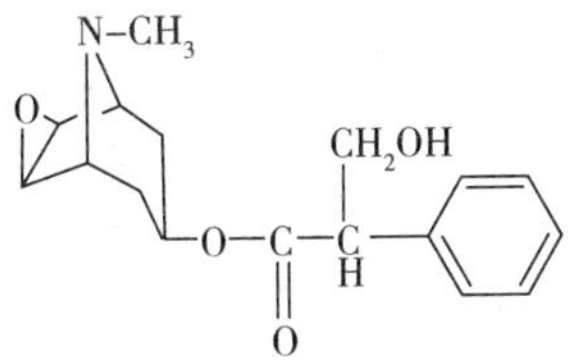

E. 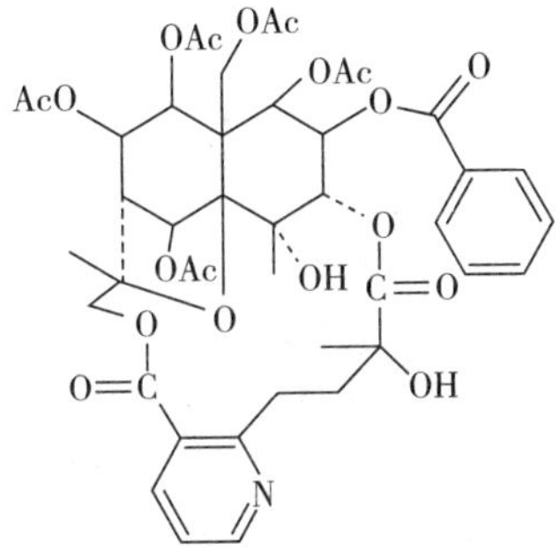

108. 该成分的结构类型是
A. 双稠哌啶类　B. 莨菪烷类
C. 吗啡烷类　D. 异喹啉类
E. 吲哚类

109. 下列不属于生物碱常用的沉淀试剂是
A. 碘化铋钾试剂　B. Macquis试剂
C. 硅钨酸试剂　D. 饱和苦味酸试剂
E. 雷氏铵盐试剂

110. 在植物体内大多数生物碱的存在形式是
A. 游离状态　B. 无机酸盐
C. 络合物　D. 有机酸盐
E. N-氧化物

四、多项选择题(共10题，每题1分。每题的备选项中，有2个或2个以上符合题意，错选、少选均不得分)

111. 通过酒炙后可改变药性，引药上行的药物有
A. 大黄　B. 黄连
C. 当归　D. 川芎
E. 白芍

112. 环烯醚萜苷具有的性质有
A. 旋光性
B. 容易得到结晶性苷元
C. 味苦
D. 难被水解
E. 易溶于乙醚

113.《中国药典》规定检查有机氯农药残留量的药材有
A. 甘草　B. 西洋参
C. 黄芪　D. 金银花
E. 人参

114. 除去鞣质的方法有
A. 铅盐法　B. 明胶法
C. 聚酰胺吸附法　D. 石灰法
E. 冷热处理法

115. 下列药物盐炙后，泻热利尿而不伤阴的是
A. 杜仲　B. 黄柏
C. 泽泻　D. 吴茱萸
E. 车前子

116. 属于中药安全性检查内容的是
A. 浸出物检测　B. 黄曲霉毒素
C. 农药残留量　D. 重金属及有害元素
E. 肾毒性成分的测定

117.《中国药典》规定麻黄含量测定的指标成分有
A. 盐酸麻黄碱　B. 去甲基麻黄碱
C. 甲基伪麻黄碱　D. 盐酸伪麻黄碱
E. 甲基麻黄碱

118. 下列药物煅制时，不隔绝空气的有
A. 白矾　B. 牡蛎
C. 石膏　D. 石决明
E. 血余炭

119. 煅淬时采用醋液淬制的中药是
A. 自然铜　B. 白矾
C. 血余炭　D. 石膏
E. 赭石

120. 虎杖中主要的蒽醌类成分有
A. 大黄素
B. 大黄酚
C. 大黄素-1-β-D-葡萄糖苷
D. 大黄酸
E. 虎杖苷

2023国家执业药师职业资格考试

全真模拟试卷

中药学专业知识（一）

模拟试卷全解

吴春虎 主编

中国健康传媒集团
中国医药科技出版社

内 容 提 要

本书为“国家执业药师职业资格考试全真模拟试卷”之一。由长期从事国家执业药师职业资格考试命题研究的专家、讲师紧紧围绕最新版国家执业药师职业资格考试大纲和指南精心编撰而成，共含四套模拟试卷，并在题后附全解析。严格按照最新题量、题型及难易度要求组编试卷，题目考点覆盖面广，出题角度多样，具有很好的针对性；体例与实考试卷相同，答案编排便于查找，解析全面答疑解惑，利于考生身临其境，有效备考。适合备战2023国家执业药师职业资格考试的考生参阅。

图书在版编目（CIP）数据

中药学专业知识.（一）/ 吴春虎主编 .—北京：中国医药科技出版社，2023.1

2023国家执业药师职业资格考试全真模拟试卷

ISBN 978-7-5214-3609-9

Ⅰ.①中… Ⅱ.①吴… Ⅲ.①中药学－资格考试－习题集 Ⅳ.① R28-44

中国版本图书馆CIP数据核字（2022）第232816号

美术编辑 陈君杞
责任编辑 李红日 董雪琪
版式设计 南博文化

出版 **中国健康传媒集团** | 中国医药科技出版社
地址 北京市海淀区文慧园北路甲22号
邮编 100082
电话 发行：010-62227427 邮购：010-62236938
网址 www. cmstp. com
规格 787×1092mm $^{1}/_{16}$
印张 8 $^{1}/_{2}$
字数 111千字
版次 2023年1月第1版
印次 2023年1月第1次印刷
印刷 北京紫瑞利印刷有限公司
经销 全国各地新华书店
书号 ISBN 978-7-5214-3609-9
定价 31.00元

获取新书信息、投稿、为图书纠错，请扫码联系我们。

目　　录

模拟试卷（一）参考答案

题号	1	2	3	4	5	6	7	8	9	10
答案	C	A	A	B	A	E	C	E	E	B
题号	11	12	13	14	15	16	17	18	19	20
答案	D	D	A	A	B	A	E	E	B	D
题号	21	22	23	24	25	26	27	28	29	30
答案	E	D	E	A	A	C	D	C	B	A
题号	31	32	33	34	35	36	37	38	39	40
答案	E	E	B	B	C	C	E	D	B	D
题号	41	42	43	44	45	46	47	48	49	50
答案	B	C	A	E	D	B	D	E	D	C
题号	51	52	53	54	55	56	57	58	59	60
答案	B	A	D	C	A	B	A	B	C	C
题号	61	62	63	64	65	66	67	68	69	70
答案	B	D	C	C	C	C	A	E	C	B
题号	71	72	73	74	75	76	77	78	79	80
答案	A	B	D	A	B	B	A	E	A	E
题号	81	82	83	84	85	86	87	88	89	90
答案	B	E	A	C	E	A	B	C	E	A
题号	91	92	93	94	95	96	97	98	99	100
答案	E	D	D	A	B	B	D	A	C	E
题号	101	102	103	104	105	106	107	108	109	110
答案	C	A	D	C	A	C	D	E	A	C
题号	111	112	113	114	115	116	117	118	119	120
答案	BCE	AB	ABC	ABC	BCE	ABDE	AC	ABC	ACE	ACD

模拟试卷（一）全解

一、最佳选择题

1. 解析：关药的主产地为山海关以北、东北三省及内蒙古东部。如人参、鹿茸、细辛、辽五味子、防风、关黄柏、龙胆、平贝母、刺五加、升麻、桔梗、哈蟆油、甘草、麻黄、黄芪、赤芍、苍术等。故本题选C。

2. 解析：**地榆、大黄、虎杖、石榴皮等药材的主要有效成分为鞣质，鞣质中含有多元酚羟基和羧基，具有较强的极性，可溶于水，尤其易溶于热水。**所以这类药材在水处理软化切制时应注意少泡多润，减少损失。故本题选A。

3. 解析：**石蜡、液状石蜡主要用于调节软膏稠度**，液状石蜡还可用以研磨药物粉末，使易于与基质混匀，故本题选A。硅油常用于乳膏剂，也可与其他油脂类基质合用制成防护性软膏。凡士林是液体和固体烃类组成的半固体混合物，性质稳定，能与多种药物配伍，能与蜂蜡、脂肪、植物油（除蓖麻油）熔合，与适量的羊毛脂、鲸蜡醇或胆甾醇等合用，可增加其吸水性。加入适量的表面活性剂可改善药物的释放与穿透性。羊毛脂可提高软膏中药物的渗透性，常与凡士林合用，调节凡士林的渗透性和吸水性。甘油明胶常用作阴道栓剂基质，有弹性，不易折断，在体温下能软化并缓慢溶于分泌液中。

4. 解析：**叶类药材多在植物光合作用旺盛期，开花前或果实成熟前采收**，如艾叶、臭梧桐叶等；少数药材宜在秋、冬季节采收，如桑叶等。故本题选B。

5. 解析：**白及药材呈不规则扁圆形，多有2～3个爪状分枝，少数具4～5个爪状分枝，长1.5～6cm，厚0.5～3cm。表面灰白色至灰棕色，或黄白色，有数圈同心环节和棕色点状须根痕，上面有突起的茎痕，下面有连接另一块茎的痕迹。质坚硬，不易折断，切面类白色，角质样。气微，味苦，嚼之有黏性。**故本题选A。

6. 解析：纯度检查的方法很多，如检查有无均匀一致的晶型，有无明确、敏锐的熔点等，但是最常应用的还是各种色谱方法，如纸色谱法、纸上电泳法和薄层色谱法。**气相色谱法（GC）也是判断物质纯度的一种重要方法，但只适用于在高真空和一定加热条件下能够气化而不被分解的物质。**而HPLC法则不受GC法那样的条件限制。故本题选E。

7. 解析：决明子经炮制后能增强疗效；地黄经炮制后能改变或缓和药性；**莱菔子生品能升能散；炒莱菔子变升为降，改变了作用趋向**；柏子仁经炮制后可除去药物的副作用；甘遂经炮制能降低毒性或不良反应。故本题选C。

8. 解析：散剂系指原料药物与适宜的辅料经粉碎、均匀混合制成的干燥粉末状制剂。**散剂易吸潮、药物成分容易散失、氧化，所以易吸湿或易氧化变质的药物、刺激性大的药物、含挥发性成分多且剂量大的药物不宜制成散剂。**故本题选E。散剂比表面积大，易分散，有利于吸收，起效迅速。

9. 解析：常见的贝壳类中药有石决明、牡蛎、珍珠母、海螵蛸、蛤壳、瓦楞子等。**海螵蛸为软体动物门乌贼科动物无**

针乌贼或金乌贼的干燥内壳，属于贝壳类中药。故本题选E。

10. 解析：木脂素为C_6-C_3结构，多数为无色或白色结晶，但新木脂素不易结晶。木脂素多数不挥发，少数如去甲二氢愈创木酸能升华，游离木脂素偏亲脂性，难溶于水，能溶于苯、三氯甲烷、乙醚、乙醇等。与糖结合成苷者水溶性增大，并易被酶或酸水解。**木脂素分子中常用的官能团为醇羟基、酚羟基、甲氧基、亚甲二氧基、羧基和内酯环，因此它也具有这些官能团所具有的化学性质，如发生Labat反应等。**故本题选B。

11. 解析：防风，呈长圆锥形或长圆柱形，下部渐细，有的略弯曲，长15～30cm，直径0.5～2cm。**根头部有明显密集的环纹，习称"蚯蚓头"，**环纹上有的有棕褐色毛状残存叶基。表面灰棕色或棕褐色，粗糙，有纵皱纹、多数横长皮孔及点状突起的细根痕。体轻、质松，易折断，断面不平坦，皮部棕黄色至棕色，有裂隙，散生黄棕色油点，木质部浅黄色。气特异，味微甘。故本题选D。

12. 解析：升华制霜法是药物经过高温加工处理，升华成结晶或细粉的方法；目的是纯净药物。如砒霜。故本题选D。

13. 解析：眼用制剂常用**渗透压调节剂有氯化钠、硼酸、葡萄糖、硼砂等；常用的pH调节剂有磷酸盐缓冲液、硼酸盐缓冲液等。**故本题选A。

14. 解析：香豆素是**邻羟基桂皮酸的内酯，其基本母核为苯骈α-吡喃酮，**故本题选A。

15. 解析：《中国药典》收载的常用中药不少来源于同属2个、3个、4个、5个甚至6个种，如柴胡2种、大黄3种、**甘草3种**、秦艽4种、海马5种、川贝母6种、石决明6种。故本题选B。

16. 解析：罗布麻叶中所含强心成分主要是甲型强心苷。故本题选A。

17. 解析：麻黄中的生物碱具有兴奋中枢神经系统及强心、升高血压的作用。黄连具有抗菌、抗病毒、抗毒素、抗腹泻、解热、抗炎、降血糖等作用。苦参总生物碱具有抗肿瘤、抗病原微生物、抗心律失常、解热、抗炎、抗变态反应和调节免疫等作用。黄芩具有抗菌、抗病毒、抗毒素、解热、抗炎、抗过敏等作用。葛根具有解热、降血糖、降血脂、抗心肌缺血等作用。故本题选E。

18. 解析：《本草经集注》为魏晋南北朝本草代表作。作者为陶弘景，书成于公元500年左右（南北朝梁代）。该书第一次全面系统地整理、补充了《本经》，反映了魏晋南北朝时期的本草学成就，初步确立了综合性本草著作的编写模式。故本题选E。

19. 解析：酊剂稳定性试验需要考核的是性状、鉴别、乙醇量、甲醇量、含量测定、微生物限度检查。**稳定性试验需考察甲醇含量的制剂有酒剂和酊剂。**故本题选B。

20. 解析：制备法半夏时每100kg净半夏，用甘草15kg，生石灰10kg。制备清半夏时每100kg净半夏，用白矾20kg。故本题选D。

21. 解析：注射剂去除热原的方法有高温法、酸碱法、吸附法、离子交换法、凝胶滤过法、超滤法、反渗透法。故本题选E。

22. 解析：较大的根及根茎类、坚硬的藤木类和肉质的果实类药材有的趁鲜切成块、片，以利干燥，如大黄、鸡血藤、木瓜；**但对具挥发性成分和有效成分易氧**

化的则不宜切成薄片干燥，如当归、川芎等。故本题选D。

23. 解析：软胶囊剂中填充混悬液时，混悬液的分散介质常用植物油或聚乙二醇400。油状介质常用10%~30%的油蜡混合物作助悬剂，非油状介质则常用1%~5%聚乙二醇4000或聚乙二醇6000作助悬剂。故本题选E。

24. 解析：pH、溶剂、基质及其他辅料都是影响药物制剂稳定性的内在因素。**温度、光线、氧气和金属离子、湿度和水分、包装材料等是影响药物制剂稳定性的外在因素**，故本题选A。

25. 解析：药物微囊化后可提高稳定性，掩盖不良气味，降低在胃肠道中的副作用，减少复方配伍禁忌，延缓或控制药物释放，改进某些药物的物理特性，如流动性、可压性以及可将液体药物制成固体制剂。故本题选A。

26. 解析：麻黄碱和伪麻黄碱不与一般生物碱沉淀试剂发生沉淀反应，二者主要用二硫化碳–硫酸铜反应和铜络盐反应鉴别。①二硫化碳–硫酸铜反应：在麻黄碱或伪麻黄碱的醇溶液中加入二硫化碳、硫酸铜试剂和氢氧化钠各2滴，即产生棕色沉淀；②铜络盐反应：在麻黄碱和伪麻黄碱的水溶液中加硫酸铜试剂，随即加氢氧化钠试剂呈碱性，溶液呈蓝紫色，再加乙醚振摇分层，乙醚层为紫红色，水层为蓝色。故本题选C。

27. 解析：酒剂一般可用浸渍法、渗漉法或其他适宜方法制备。故本题选D。

28. 解析：柴胡、黄岑、党参、甘草、大枣中的主要有效成分在水中具有较好的溶解性，采用**水煎煮**提取。故本题选C。

29. 解析：酒炙时，除另有规定外，一般用黄酒。一般为每100kg药物，用黄酒10~20kg。故本题选B。

30. 解析：大多数利水渗湿药，如茯苓、猪苓、泽泻、半边莲、车前子、茵陈等均具有不同程度的利尿作用。茯苓、猪苓、茵陈、金钱草、木通等具有抗菌作用。茯苓多糖能促进巨噬细胞吞噬功能，提高淋巴细胞转化率，促进抗体形成，具有增强非特异性免疫、细胞免疫和体液免疫功能的作用。茯苓多糖、茯苓素及茵陈均有抗肿瘤作用，能抑制多种动物移植性肿瘤的生长。**茯苓没有利胆、止呕的药理作用**。故本题选A。

31. 解析：有些注射剂，常因药液中含有微量金属离子的存在，而加速主药的氧化、变质，可加入能与金属离子络合的络合物，使与金属离子生成稳定的水溶性络合物，阻止其氧化，使药液稳定。**常用的金属离子络合剂有乙二胺四乙酸、依地酸二钠等**。故本题选E。

32. 解析：能够伤津的药味有辛、苦、淡。属于阳的药味是辛、甘、淡；**属于阴的药味是酸、苦、咸**。因此以上选项中**能够耗伤津液、且还属于阴的药味是苦**。故本题选E。

33. 解析：绵马贯众药材呈长倒卵形，略弯曲，上端钝圆或截形，下端较尖，有的纵剖为两半，长7~20cm，直径4~8cm。**表面黄棕色至黑褐色，密被排列整齐的叶柄残基及鳞片**，并有弯曲的须根。叶柄残基呈扁圆形，长3~5cm，直径0.5~1cm；表面有纵棱线，质硬而脆，**断面略平坦**，棕色，**有黄白色维管束5~13个**，环列；每个叶柄残基的外侧常有3条须根，鳞片条状披针形，全缘，常脱落。故本题选B。

34. 解析：原存在于植物体内的苷称

为原生苷，水解后失去一部分糖的称为次生苷。例如**苦杏仁苷是原生苷，水解后失去一分子葡萄糖而成的野樱苷就是次生苷**。故本题选B。

35. 解析：细辛为马兜铃科植物北细辛、汉城细辛或华细辛的干燥根和根茎。前两种习称“辽细辛”。故本题选C。

36. 解析：**图1-2为乌梅**，呈类球形或扁球形，直径1.5~3cm；表面乌黑色或棕黑色，皱缩不平，基部有圆形果梗痕。**图1-3为雄黄**，为块状或粒状集合体，呈不规则块状；深红色或橙红色，条痕淡橘红色，晶面有金刚石样光泽。**图1-4为没药**，呈不规则颗粒性团块，大小不等，大者长达6cm以上；表面黄棕色或红棕色，近半透明部分呈棕黑色，被有黄色粉尘。**图1-5为血竭**，略呈类圆四方形或方砖形，表面暗红色，有光泽，附有因摩擦而成的红粉。**图1-6为乳香**，呈长卵形滴乳状、类圆形颗粒或黏合成大小不等的不规则块状物；大者长达2cm（乳香珠）或5cm（原乳香）；表面黄白色，半透明，被有黄白色粉末，久存则颜色加深。故本题选C。

37. 解析：试卷附图中，**图1-11所示的药材为姜黄，来源于姜科植物**，故本题选E。**图1-7所示的药材为远志，来源于远志科植物。图1-8所示的药材为射干，来源于鸢尾科植物。图1-9所示的药材为荆芥，来源于唇形科植物。图1-10所示的药材为当归，来源于伞形科植物**。

38. 解析：**浮萍味辛性寒，属气味俱薄，故可升（发汗）可降（利水）**。故本题选D。

39. 解析：试卷附图中，**图1-12所示的药材为蕲蛇**，与其相关的**鉴别术语有“翘鼻头”“方胜纹”“连珠斑”**，故本题选B。“挂甲”为牛黄的鉴别术语。“虎牙”为砍茸的鉴别术语。“大挺”为鹿茸的鉴别术语。“银皮”为麝香的鉴别术语。

40. 解析：乳化剂使两种或两种以上互不相溶的组合的混合液体形成稳定的乳状液。**HLB值在8~16的表面活性剂适合用作O/W型乳化剂**；HLB值在3~8的表面活性剂适合用作W/O型乳化剂。故本题选D。

二、配伍选择题

［41-43］解析：**注射剂中常用的增溶剂有聚山梨酯80、蛋黄卵磷脂、大豆磷脂等**，故41题选B。**常用的止痛剂有三氯叔丁醇、盐酸普鲁卡因、盐酸利多卡因等**，故42题选C。**常用的调节pH的附加剂有盐酸、枸橼酸、氢氧化钠、氢氧化钾、碳酸氢钠、磷酸氢二钠、磷酸二氢钠等，故**43题选A。常用的抗氧剂有亚硫酸钠、亚硫酸氢钠和焦亚硫酸钠等。常用抑菌剂为0.5%苯酚、0.3%甲酚、0.5%三氯叔丁醇、0.01%硫柳汞等。

［44-45］解析：三萜皂苷是由三萜皂苷元和糖组成，苷元为三萜类化合物，其基本骨架由6个异戊二烯单位组成。三萜的种类很多，较为常见的有**羊毛甾烷型、达玛烷型、齐墩果烷型、乌苏烷型和羽扇豆烷型，其中前两种属于四环三萜，后三种则属于五环三萜**。齐墩果酸属于五环三萜中的**齐墩果烷型**化合物。故44题选E。**猪苓酸A**属于四环三萜中的**羊毛甾烷型**化合物。故45题选D。

［46-48］解析：图1-13的药材是艾叶，来源于菊科。**图1-14的药材是薄荷，来源于唇形科**。故46题选B。图1-15的药材是番泻叶，来源于豆科。**图1-16的药材是大青叶，来源于十字花科**。故47题选D。**图1-17的药材是淫羊藿，来源于小檗科**。故48题选E。

［49–50］解析：洋金花主要化学成分为莨菪烷类生物碱，《中国药典》以东莨菪碱为指标成分对其进行含量测定，要求东莨菪碱不得少于0.15%。故49题选D。黄连中小檗碱含量最高，《中国药典》以小檗碱为指标成分对其进行含量测定，以盐酸小檗碱计，要求味连含小檗碱不得少于5.5%，表小檗碱不得少于0.80%，黄连碱不得少于1.6%，巴马汀不得少于1.5%；要求雅连含小檗碱不得少于4.5%；要求云连含小檗碱不得少于7.0%。故50题选C。

［51–53］解析：补骨脂中主要成分为补骨脂素和异补骨脂素等，为呋喃香豆素类。故51题选B。秦皮中主要成分为七叶内酯、秦皮素等，为简单香豆素类。故52题选A。银杏中的主要成分是银杏黄酮类化合物。故53题选D。

［54–56］解析：根据糖的种类及其与苷元的连接方式，强心苷可分为三种类型。Ⅰ型：苷元–（2，6–二去氧糖）x–（*D*–葡萄糖）y，如紫花洋地黄苷A。故54题选C。Ⅱ型：苷元–（6–去氧糖甲醚）x–（*D*–葡萄糖）y，如黄夹苷甲。Ⅲ型：苷元–（*D*–葡萄糖）y，如绿海葱苷。甲型强心苷元（强心甾烯类）甾体母核的C–17侧链为五元不饱和内酯环，基本母核称为强心甾，由23个碳原子构成。故55题选A。乙型强心苷元（海葱甾二烯或蟾蜍甾二烯类）甾体母核的C–17侧链为六元不饱和内酯环，基本母核为海葱甾或蟾蜍甾。故56题选B。

［57–59］解析：生山药以补肾生精，益肺阴为主。用于肾虚遗精、尿频，肺虚喘咳，阴虚消渴。故57题A。土炒山药以补脾止泻为主，用于脾虚久泻。故58题选B。麸炒山药以补脾健胃为主。用于脾虚食少，泄泻便溏，白带过多。故59题选C。

［60–62］解析：玄参的采收加工过程为：冬季茎叶枯萎时采挖根。除去根茎、幼芽（供留种栽培用），须根及泥沙，晒或烘至半干，堆放3~6天"发汗"，反复数次至干燥。故60题选C。天麻的采收加工过程为：立冬后至次年清明前采挖，除去地上苗茎，立即洗净，蒸至透心，敞开低温干燥。故61题选B。麦冬的采收加工过程为：夏初采挖，洗净，反复暴晒，堆置，至近干，除去须根，干燥。故62题选D。

［63–65］解析：炒苍耳子的炮制方法：取净苍耳子置炒制容器内，用中火加热，炒至黄褐色，刺焦时即可，碾去刺，筛净，用时捣碎，故63题选C。炒王不留行的炮制方法：取净王不留行，投入预热容器内，中火拌炒至大部分爆花即可，故64题选C。蒲黄炭的炮制方法：取净蒲黄，置炒制容器内，用中火加热炒至棕褐色，喷淋少量清水，灭尽火星，取出晾干，故65题选C。

［66–68］解析：可可豆脂为油脂性基质，具有同质多晶性。故66题选C。甘油明胶为水溶性基质，常用作阴道栓剂基质。故67题选A。聚乙二醇类为水溶性基质，本类基质在体温条件下不溶化，能缓缓溶于直肠液中，但对黏膜有一定的刺激性。故68题选E。

［69–70］解析：A是橙酮类化合物，B是异黄酮类化合物，C是黄酮醇类化合物，D是二氢黄酮类化合物，E是黄烷–3–醇类化合物。故69题选C，70题选B。

［71–73］解析：除另有规定外，普通中药酊剂每100ml相当于原饮片20g。故71题选A。含有毒性药品的中药酊剂，每100ml应相当于原饮片10g。故72题选B。除另有规定外，流浸膏剂系指每1ml相当于原饮片1g。浸膏剂分为稠膏和干

膏2种，每1g相当于原饮片或天然药物2～5g。故73题选D。

［74-76］解析：君药即对处方的主证或主病起主要治疗作用的药物。故74题选A。臣药意义有二：一是辅助君药加强治疗主病和主证的药物；二是针对兼病或兼证起治疗作用的药物。故75题选B，76题选B。使药意义有二：一是引经药，即引方中诸药直达病所的药物；二是调和药，即调和诸药的作用，使其合力驱邪。使药的药力小于臣药，用量亦轻。佐助药，即协助君、臣药加强治疗作用，或直接治疗次要兼证的药物。反佐药，即根据病情需要，使用与君药药性相反而又能在治疗中起相成作用的药物。

［77-78］解析：饮片细粉以水或黄酒、醋等为黏合剂制成的丸剂是水丸。在体内不溶散，缓慢释放药物的剂型是蜡丸。故77题选A，78题选E。

［79-81］解析：软膏剂的油脂性基质主要包括油脂类、类脂类、烃类和硅酮类，羊毛脂属于类脂类。故79题选A。膜剂常用的成膜材料有聚乙烯醇、丙烯酸树脂类、纤维素类及其他天然高分子材料。故80题选E。软膏剂的水溶性基质是由天然或合成的水溶性高分子物质组成，主要有纤维素衍生物和聚乙二醇，故81题选B。

［82-84］解析：熟地炭以补血止血为主，用于虚损性出血。故82题选E。鲜地黄具有清热生津、凉血止血的功能。故83题选A。生地黄具有清热凉血，养阴生津的功能。熟地黄具有补血滋阴，益精填髓的功能。用于血虚萎黄，心悸怔忡，月经不调，崩漏下血，肝肾阴虚，腰膝酸软，骨蒸潮热，盗汗遗精，内热消渴，眩晕，耳鸣，须发早白等。故84题选C。生地炭入血分，凉血止血。用于吐血，衄血，尿血，便血，崩漏等。

［85-86］解析：试卷附图中，图1-18所示的药材为大黄，有的可见类白色网状纹理及“星点”（异型维管束）散在，故85题选E。图1-19所示的药材为何首乌，切断面浅黄棕色或浅红棕色，显粉性，皮部有4～11个类圆形异型维管束环列，形成云锦状花纹，故86题选A。商陆的异型维管束形成数个突起的同心环，习称“罗盘纹”等。甘草断面略显纤维性，黄白色，粉性，形成层环明显，射线放射状，有的有裂隙，显“菊花心”。牛膝中心维管束木质部较大，黄白色，其外围散有多数黄白色点状异型维管束，习称“筋脉点”，断续排列成2～4轮。

［87-89］解析：饮片肉苁蓉片：呈不规则形的厚片，表面棕褐色或灰棕色，有的可见肉质鳞叶；切面有淡棕色或棕黄色点状维管束，排列成波状环纹；气微，味甜、微苦。故87题选B。管花肉苁蓉：呈类纺锤形、扁纺锤形或扁柱形，稍弯曲，长5～25cm，直径2.5～9cm；表面棕褐色至黑褐色；断面颗粒状，灰棕色至灰褐色，点状维管束散生。故88题选C。酒苁蓉：形如肉苁蓉片，表面黑棕色，切面点状维管束排列成波状环纹；质柔润；略有酒香气，味甜、微苦。故89题选E。

［90-92］解析：葛根，药材呈纵切的长方形厚片或小方块，长5～35cm，厚0.5～1cm。外皮淡棕色至棕色，有纵皱纹，粗糙。切面黄白色至淡黄棕色，有的纹理不明显。质韧，纤维性强。气微，味微甜。故90题选A。远志，药材呈圆柱形，略弯曲，长2～30cm，直径0.2～1cm。表面灰黄色至灰棕色，有较密并深陷的横皱纹、纵皱纹及裂纹，老根的横皱纹更密更深陷，略呈结节状。质硬而脆，易折断，断面皮部棕黄色，抽去木

心者中空，未去净者木部黄白色，皮部易与木部剥离。气微，味苦、微辛，嚼之有刺喉感。故91题选E。黄芪，药材呈圆柱形，有的有分枝，上端较粗，长30～90cm，直径1～3.5cm。表面淡棕黄色或淡棕褐色，有不整齐的纵皱纹或纵沟。质硬而韧，不易折断，断面纤维性强，并显粉性，皮部黄白色，木部淡黄色，具放射状纹理及裂隙。老根中心偶呈枯朽状，黑褐色或呈空洞。气微，味微甜，嚼之微有豆腥味。故92题选D。

［93–95］解析：蛤蚧的药用部位为除去内脏的干燥体。故93题选D。牡蛎的药用部位是动物体的一部分贝壳。故94题选A。蟾酥的药用部位是动物的生理产物，是蟾蜍的干燥分泌物。故95题选B。

［96–98］解析：黄酮类化合物分子中有游离的3或5–羟基存在时，均可与2%二氯氧化锆甲醇溶液反应生成黄色的锆络合物。但两种锆络合物对酸的稳定性不同。3–羟基–4–氧代络合物的稳定性比5–羟基–4–氧代络合物的稳定性强（但二氢黄酮醇除外）。故当反应液中加入枸橼酸后，5–羟基黄酮的黄色溶液显著褪色，而3–羟基黄酮溶液仍呈鲜黄色（锆–枸橼酸反应）。故96题选B，97题选D。四氢硼钠（钾）在黄酮类化合物的反应中，对二氢黄酮类化合物专属性较高，可与二氢黄酮类化合物反应呈现红色至紫色。与其他黄酮类化合物反应均不显色。故98题选A。

［99–100］解析：枳壳药材呈半球形，外表皮棕褐色至褐色，有颗粒状突起，突起的顶端有凹点状油室，图1–25的药材是枳壳。故99题选C。女贞子药材呈卵形、椭圆形或肾形，表面黑紫色或灰黑色，皱缩不平，图1–27的药材是女贞子。故100题选E。图1–23的药材是山茱萸，呈不规则的片状或囊状，长1~1.5cm，宽0.5~1cm；表面紫红色至紫黑色，皱缩，有光泽。图1–24的药材是巴豆，呈卵圆形，一般具三棱，长1.8~2.2cm，直径1.4~2cm；表面灰黄色或稍深，粗糙，有纵线6条，顶端平截，基部有果梗痕。图1–26的药材是牵牛子，似橘瓣状，长4~8mm，宽3~5mm；表面灰黑色或淡黄白色，背面有1条浅纵沟，腹面棱线的下端有一点状种脐，微凹。

三、综合分析选择题

101. 解析：益母草膏属于煎膏剂。煎膏剂多以滋补为主，兼有缓和的治疗作用，是中医滋补、防衰老、治疗慢性病的传统剂型之一，但须在医生指导下使用。故本题选C。

102. 解析：除另有规定外，煎膏剂中加入炼蜜或炼糖（或转化糖）的量，一般不超过清膏量的3倍。故本题选A。

103. 解析：煎膏剂由于含糖较高，高糖引起的渗透压大，微生物难以生长，成品中不需要添加防腐剂；“返砂”后的煎膏剂质量不稳定，不宜使用；若需加入药粉，除另有规定外，一般应待冷却后加入细粉，搅拌均匀；煎膏剂具有具有体积小、稳定性好、易保存、口感好、服用方便等优点；煎膏剂系指中药饮片用水煎煮，煎液浓缩，加炼蜜或炼糖（或转化糖）制成的半流体制剂，俗称膏滋。故本题选D。

104. 解析：陈皮中除含有挥发油外，还含有多种黄酮类化合物，其中的橙皮苷具有和芦丁相同的用途，也有维生素P样功效，多作成甲基橙皮苷供药用，是治疗冠心病药物“脉通”的重要原料之一。故本题选C。

105. 解析：山药生用以补肾生精，益肺阴为主，用于肾虚遗精、尿频，肺虚喘咳，阴虚消渴等，该患者为哮喘，肺脾气虚证，故应选择生用。土炒山药以补脾止泻为主，用于脾虚久泻。麸炒山药以补脾健胃为主。用于脾虚食少，泄泻便溏，白带过多。炒黄和炒焦不属于山药的炮制方法。故本题选A。

106. 解析：该化合物为五味子醇甲，为五味子的主要成分，故本题选C。陈皮的主要成分为橙皮苷，人参的主要成分为人参皂苷，甘草的主要成分为甘草皂苷。黄芪的成分较多，含有皂苷类、黄酮类、多糖类及氨基酸类等。

107. 解析：吡喃糖苷中吡喃环的C5上取代基越大越难水解，因此五碳糖最易水解，其易难顺序为：五碳糖>甲基五碳糖>六碳糖>七碳糖。如果接有-COOH，则最难水解。故本题选D。

108. 解析：按苷键原子不同，酸水解的易难顺序为：N-苷>O-苷>S-苷>C-苷。C苷上无未共享电子对，不能质子化，很难水解。而N-苷的碱度大，易接受质子，故最易水解。但当N原子处于嘧啶或酰胺位置时，也难于用无机酸水解。故本题选E。

109. 解析：单糖是多羟基醛或酮，是组成糖类及其衍生物的基本单元，结构可以用Fischer投影式和Haworth投影式表示。习惯上将单糖Fischer投影式中距羰基最远的那个不对称碳原子的构型定为整个糖分子的绝对构型，其羟基向右的为D型，向左的为L型。故本题选A。

110. 解析：郁李仁主要化学成分为郁李仁苷A、郁李仁苷B、苦杏仁苷、香草酸、原儿茶酸、熊果酸以及黄酮类化合物、阿福豆苷、山柰苷等，《中国药典》以苦杏仁苷为指标成分对其进行含量测定，规定苦杏仁苷含量不得少于2.0%。故本题选C。

四、多项选择题

111. 解析：具有酚羟基或羧基的生物碱被称为两性生物碱，既可溶于酸水，也可溶于碱水溶液。具有酚羟基的生物碱（常称为酚性生物碱），可溶于氢氧化钠等强碱性溶液，如吗啡；具有羧基的生物碱可溶于碳酸氢钠溶液，如槟榔次碱。故本题选BCE。

112. 解析：根据甾体母核的C-17侧链为六元不饱和内酯环，基本母核为海葱甾或蟾蜍甾，故可判断该强心苷为乙型强心苷。强心苷一般可溶于水，故A正确。醋酐-浓硫酸反应为强心苷甾体母核的颜色反应，故B正确。甲型强心苷在碱性醇溶液中，由于五元不饱和内酯环上的双键移位产生C-22活性亚甲基，能与活性亚甲基试剂作用而显色。乙型强心苷在碱性醇溶液中不能产生活性亚甲基，无此类反应。此类反应包括亚硝酰铁氰化钠反应、间二硝基苯试剂反应、3，5-二硝基苯甲酸试剂反应和碱性苦味酸反应，故排除C、D。三氯乙酸-氯胺T反应可用来区分洋地黄苷的各种苷元，而洋地黄毒苷元为甲型强心苷，故排除E。故本题选AB。

113. 解析：解表药的发散表邪之功效与其发汗、解热、抗病原微生物、抗炎、镇痛的作用相关联，是其解除表证（多见于上呼吸道感染）的药理学依据。故本题选ABC。

114. 解析：厚朴姜炙的作用有消除对咽喉的刺激性，增强宽中和胃的功效，多用于湿阻气滞，脘腹胀满或呕吐泻痢。有利于厚朴酚的溶出。辅料生姜使厚朴酚含量增加，但其用量对厚朴酚的含量影响不大。故本题选ABC。

115. 解析：根据苷键原子的不同，可分为氧苷、硫苷、氮苷和碳苷。其中氧苷以苷元不同又可分为醇苷、酚苷、氰苷、酯苷和吲哚苷。红景天苷属于氧苷中的醇苷，苦杏仁苷属于氧苷中的氰苷，芦荟苷属于碳苷，巴豆苷属于氮苷，芥子苷属于硫苷。故本题选BCE。

116. 解析：《中国药典》规定水分测定法有五种：第一法（费休氏法）包括容量滴定法和库仑滴定法。第二法（烘干法）适用于不含和少含挥发性成分的药品，如三七、广枣等。第三法（减压干燥法）适用于含挥发性成分的贵重药品，如厚朴花、蜂胶等。第四法（甲苯法）适用于含挥发性成分的药品，如肉桂、肉豆蔻、砂仁等。第五法（气相色谱法），如辛夷。故排除C，故本题选ABDE。

117. 解析：满山红叶中已分离出杜鹃素、8-去甲基杜鹃素、山柰酚、槲皮素、杨梅素、金丝桃苷、异金丝桃苷以及莨菪亭、伞形酮、木毒素、牻牛儿酮、薄荷醇、杜松脑和α-桉叶醇、β-桉叶醇、γ-桉叶醇等。其中杜鹃素是祛痰成分，临床用于治疗慢性支气管炎。《中国药典》以杜鹃素为对照品对满山红进行含量测定。故本题选AC。

118. 解析：吲哚类生物碱主要分为简单吲哚类、色胺吲哚类、单萜吲哚类和双吲哚类。吴茱萸碱属于色胺吲哚类生物碱，士的宁属于单萜吲哚类生物碱，靛苷属于简单吲哚类生物碱，延胡索乙素属于异喹啉类生物碱中的双苄基异喹啉类生物碱，麻黄碱属于有机胺类生物碱。故此题选ABC。

119. 解析：石膏为纤维状的集合体，呈长块状、板块状或不规则块状，白色、灰白色或淡黄色；体重，质软，纵断面具绢丝样光泽。煅石膏为白色粉末或酥松的块状物，故排除B、D，故本题选ACE。

120. 解析：含木脂素类化合物的常用中药包括五味子、厚朴、连翘、细辛。故本题选ACD。

模拟试卷（二）参考答案

题号	1	2	3	4	5	6	7	8	9	10
答案	C	D	E	B	B	B	A	C	A	A
题号	11	12	13	14	15	16	17	18	19	20
答案	E	E	E	C	E	B	B	D	C	B
题号	21	22	23	24	25	26	27	28	29	30
答案	D	D	E	A	B	C	B	A	E	B
题号	31	32	33	34	35	36	37	38	39	40
答案	E	B	D	B	D	B	E	A	A	D
题号	41	42	43	44	45	46	47	48	49	50
答案	B	A	D	A	E	B	A	C	B	C
题号	51	52	53	54	55	56	57	58	59	60
答案	E	B	C	B	A	B	E	E	D	B
题号	61	62	63	64	65	66	67	68	69	70
答案	E	D	A	D	A	E	C	E	A	C
题号	71	72	73	74	75	76	77	78	79	80
答案	D	E	B	D	E	D	A	A	B	E
题号	81	82	83	84	85	86	87	88	89	90
答案	D	B	A	C	B	E	B	C	B	C
题号	91	92	93	94	95	96	97	98	99	100
答案	C	A	B	C	D	D	E	A	B	D
题号	101	102	103	104	105	106	107	108	109	110
答案	A	C	A	C	D	A	C	D	E	C
题号	111	112	113	114	115	116	117	118	119	120
答案	ABDE	ABCDE	ACDE	ACD	BCE	BD	ACDE	AC	ABCD	ABCDE

模拟试卷（二）全解

一、最佳选择题

1. 解析：采收**未成熟幼果**的是**枳实、青皮**；果实**自然成熟**时采收的是**瓜蒌、栀子、山楂**；**经霜变红采收**的是**山茱萸**；**经霜变黄**采收的是**川楝子**。故本题选C。

2. 解析：**苦能泄、能燥、能坚**。能坚的含义有二,一指**苦能坚阴**，意即泻火存阴，如黄柏、知母即是；二指**坚厚肠胃**，如投用少量苦味的黄连有厚肠止泻作用等。故本题选D。

3. 解析：**糖浆剂含蔗糖量应不低于45%（g/ml）**。故本题选E。

4. 解析：①当有效成分含量无显著变化时，药材产量的高峰期应为最适宜采收期。如**牡丹皮**5年生者含丹皮酚最高为3.71%，3年生者为3.20%，两者的含量差异并不显著，且3年生者少两年生长期，故**以3年生者为最佳采收年限**。②三颗针的根在营养期与开花期小檗碱含量差异不大，但在落果期小檗碱含量增加一倍以上，故**三颗针根的适宜采收期应是落果期**。③6年生者人参在秋季药材的产量和人参皂苷总含量均较高，故**栽培人参应以6年生者秋季为适宜采收期**。故本题选B。

5. 解析：**巴豆的性状特征为卵圆形，一般具三棱**，表面灰黄色或稍深，粗糙，**有纵线6条**，顶端平截，基部有果梗痕，**破开果壳，可见3室，每室含种子1粒**。故本题选B。

6. 解析：水提醇沉法和醇提水沉法是指在溶液中加入另一种溶剂以改变混合溶剂的极性，使一部分物质沉淀析出，从而实现分离。常见的如**在药材浓缩水提取液中加入数倍量的高浓度乙醇**，以**沉淀除去多糖、蛋白质等水溶性杂质**达到分离的目的称为**水提醇沉法（也称水/醇法）**。故本题选B。A选项醇/水法即在浓缩乙醇提取液中加入数倍量的水稀释，放置以沉淀除去树脂、叶绿素等水不溶性杂质。D选项醇/醚法和E选项醇/丙酮法，即在乙醇浓缩液中加入数倍量的乙醚或丙酮，可使皂苷沉淀析出，而脂溶性的树脂等类杂质则留存在母液中。

7. 解析：**可可豆脂具有同质多晶性，有α、β、γ三种晶型**。其中α、γ晶型不稳定，熔点较低，β晶型较稳定，熔点34℃。故本题选A。

8. 解析：该化合物为白芷内酯，C_8-异戊烯基与C_7-羟基成环，处在一条折角线上，所以该化合物为异补骨脂内酯型香豆素。**异补骨脂内酯型香豆素，即7，8-呋喃骈香豆素（角型）香豆素**。故本题选C。

9. 解析：含浆汁、淀粉或糖分多的药材，用一般方法不易干燥，需先经蒸、煮或烫的处理，则易干燥，同时使一些药材中的酶失去活力，不致分解药材的有效成分。但加热时间的长短不等，视药材的性质而定，如**天麻、红参蒸至透心，白芍煮至透心，太子参置沸水中略烫**。有些动物药，如**桑螵蛸、五倍子蒸至杀死虫卵或蚜虫**。故本题选A。

10. 解析：**恒重，除另有规定外，系指供试品连续两次干燥或炽灼后称重的差异在0.3mg以下的重量；干燥至恒重的第**

二次及以后各次称重均应在规定条件下继续干燥1小时后进行；炽灼至恒重的第二次称重应在继续炽灼30分钟后进行。故本题选A。

11. 解析：**倍半萜类**是由**3个异戊二烯单位**构成的天然萜类化合物。单环倍半萜**青蒿素**是从中药青蒿中分离得到的**具有过氧结构的倍半萜内酯**，有很好的抗恶性疟疾活性，其多种衍生物制剂已用于临床。故本题选E。

12. 解析：**单糖**是**多羟基醛或酮**；**苷**类化合物是**糖或糖的衍生物**；由**2～9个单**糖通过苷键结合而成的直链或支链聚糖称为**低聚糖**；由**10个以上单糖通过苷键连接**而成的糖称为**多聚糖或多糖**。故本题选E。

13. 解析：**《中国药典》以桂皮醛为指标成分对肉桂进行含量测定**，并**以挥发油作为质量控制指标**，要求其含量不得少于1.2%（ml/g）。故本题选E。

14. 解析：**乙型强心苷元（海葱甾二烯或蟾蜍甾二烯类）**甾体母核的C-17侧链为六元不饱和内酯环（$\Delta^{\alpha\beta}$，γ^{δ}-δ-内酯），基本母核为**海葱甾或蟾蜍甾**。自然界中仅少数苷元属此类，如**中药蟾蜍中的强心成分蟾毒配基类**。故本题选C。

15. 解析：关黄柏呈板片状或浅槽状，长宽不一，厚0.2~0.4cm；外表面黄绿色或淡棕黄色，较平坦，有不规则的纵裂纹，皮孔痕小而少见，偶有灰白色的粗皮残留；内表面黄色或黄棕色；体轻，质较硬，断面纤维性，有的呈裂片状分层，鲜黄色或黄绿色。**图2-5是关黄柏**，故本题选E。**图2-1为玄参**，呈类圆柱形，中部略粗或上粗下细，有的微弯曲，表面灰黄色或灰褐色，有不规则的纵沟、横长皮孔样突起及稀疏的横裂纹和须根痕。**图2-2为猪苓**，呈条形、类圆形或扁块状，有的有分枝，表面黑色、灰黑色或棕黑色，皱缩或有瘤状突起。**图2-3为黄柏**，呈板片状或浅槽状，长宽不一，厚0.1~0.6cm，外表面黄棕色或黄褐色，平坦或具纵沟纹，有的可见皮孔痕及残存的灰褐色粗皮；内表面暗黄色或淡棕色，具细密的纵棱纹。**图2-4为厚朴**，呈卷筒状或双卷筒状，习称“筒朴”；近根部干皮一端展开如喇叭口，习称“靴筒朴”；外表面灰棕色或灰褐色，粗糙，有时呈鳞片状，较易剥落，有明显的椭圆形皮孔和纵皱纹；刮去粗皮者显黄棕色。

16. 解析：①一般**双子叶植物的根**有自中心向外的放射状结构，木部尤为明显；形成层环大多明显，环内的木部较环外的皮部大；**中心常无髓**；外表常有栓皮。②**单子叶植物的根**横断面自中心向外无放射状结构；内皮层环较明显；**中央有髓**；外表无木栓层，有的具较薄的栓化组织。③**双子叶植物根茎外表常有木栓层**；横切面有放射状结构，木部尤为明显；中央有明显的髓部；形成层环明显。④**单子叶植物根茎外表无木栓层或仅具较薄的栓化组织**；横切面不呈放射状结构，皮层及中柱均有维管束小点散布；无髓部；通常可见内皮层环纹。故本题选B。

17. 解析：**麝香对中枢神经系统有双向性的作用**，对处于抑制状态的中枢有明显的兴奋作用，对处于兴奋状态的中枢则起抑制作用，**麝香酮是其活性成分**。甘草对免疫功能也有双向性的作用，对低下的免疫功能有增强作用，对异常的免疫反应又有抑制作用。枳实、厚朴对胃肠平滑肌有双向性作用，痉挛状态的胃肠平滑肌有松弛作用，而对松弛状态的胃肠平滑肌有兴奋作用。当归具有调节子宫平滑肌的作用，其挥发油对子宫平滑肌收缩有对抗作用，而水溶性及醇溶性的非挥发性成分则呈兴奋作用。故本题选B。

18. 解析：朱砂的条痕色为红色至褐红色。雄黄的条痕色为淡橘红色。自然铜的条痕色为绿黑色或棕红色。**赭石的条痕色为樱红色或红棕色**。硫黄的条痕色为淡黄色。故本题选D。

19. 解析：①**嫩蜜**的炼制温度在105℃~115℃，含水量为17%~20%，相对密度约1.35，**适合于含较多黏液质、胶质、糖、淀粉、油脂、动物组织等黏性较强的药粉制丸**。②**中蜜**（又称炼蜜），炼制温度达116℃~118℃，含水量在14%~16%，相对密度为1.37左右，炼制时表面翻腾“鱼眼泡”（黄色均匀而有光泽的气泡）。手指捻有黏性，但两指分开指间无长白丝出现。**适用于黏性中等的药粉制丸**，为大部分蜜丸所采用。③**老蜜**，炼制温度达119℃~122℃，含水量在10%以下，相对密度约为1.40，呈红棕色。炼制时表面出现“牛眼泡”（较大的红棕色气泡），能“滴水成珠”（滴入冷水呈球形而不散）。手指捻黏性强，两指分开有白色长丝（俗称“打白丝”）。**适用于黏性差的矿物药或富含纤维的药粉制丸**。故本题选C。

20. 解析：按炮制方法及各药物的具体性状，**一般炮制品的水分含量宜控制在7%～13%**。各类炮制品的含水量，《中药饮片质量标准通则（试行）》中规定：蜜炙品不得过15%；酒炙品、醋炙品、盐炙品、姜汁炙品、米泔水炙品、蒸制品、煮制品、发芽制品、发酵制品均不得过13%；烫制后醋淬制品不得过10%。故本题选B。

21. 解析：经胃肠道给药的剂型有糖浆剂、散剂、颗粒剂、胶囊剂、片剂等以及经直肠给药的灌肠剂、栓剂等。不经胃肠道给药的剂型包括有注射给药的剂型（静脉、肌内、皮内、皮下、穴位等部位的注射剂）；呼吸道给药的剂型（气雾剂、喷雾剂、粉雾剂）；皮肤给药的剂型（洗剂、搽剂、软膏剂、凝胶剂、贴膏剂）；黏膜给药的剂型（滴眼剂、舌下片剂、含漱剂）等。本题中A、B、C、E四个选项均属于经胃肠道给药的剂型，而D**选项粉针剂属于不经胃肠道给药的剂型，用于静脉输液**。故本题选D。

22. 解析：**对现代病症功效是指某些中药对西医学所描述的高血压、高脂血症、糖尿病、肿瘤等病症有明显的疗效**，而使用传统功效术语又难于表达清楚，权借现代药理学术语来表达，如夏枯草降血压，决明子降血脂，天花粉降血糖，**半枝莲抗肿瘤**等。故本题选D。

23. 解析：与固体制剂相比，液体制剂的特点有：分散度大，吸收快，作用较迅速；易控制药物浓度，可减少固体药物口服后由于局部浓度过高而引起胃肠道刺激性；便于分剂量和服用，尤其适用于儿童及老年患者。但**液体制剂稳定性较差，贮藏、运输不方便**。故本题选E。

24. 解析：君臣佐使是方剂组成的基本原则。君药，药力居方中之首（非药量居首），体现了处方的主攻方向，是组方中不可缺少的药物。臣药，是辅助君药加强治疗主病和主证的药物。佐药的意义有三：①为佐助药，即用于治疗次要兼证的药物；②为佐制药，即用以消除或减缓君药、臣药的毒性或烈性的药物；③为反佐药，即根据病情需要，使用与君药药性相反而又能在治疗中起相成作用的药物。**使药的意义有二：①为引经药，即引方中诸药直达病所的药物；②为调和药，即调和诸药的作用，使其合力驱邪**。故本题选A。

25．解析：凡士林系液体与固体烃类形成的半固体混合物，有黄、白两种。白凡士林由黄凡士林漂白而得，熔点为38℃~60℃。具有适宜的稠度和涂展性，且对皮肤与黏膜无刺激性。性质稳定，不酸败，可与大多数药物配伍。能与蜂蜡、脂肪、植物油（除蓖麻油）熔合。油腻性大而吸水性较差（仅能吸水5%），故不宜用于有多量渗出液的患处。但**与适量的羊毛脂、鲸蜡醇或胆甾醇等合用，可增加其吸水性**。加入适量的表面活性剂可改善药物的释放与穿透性。故本题选B。

26．解析：矿物药类没有季节限制，全年可挖。矿物药大多结合开矿采掘，如石膏、滑石、雄黄、自然铜等；有的在开山掘地或水利工程中获得动物化石类中药，如龙骨、龙齿等。有些矿物药系经人工冶炼或升华方法制得，如轻粉、红粉等。故本题选C。

27．解析：热原的基本性质包括：①耐热性。②水溶性。③不挥发性。④滤过性。⑤被吸附性。注射用水为纯化水经蒸馏所得到的水，**热原本身具有不挥发性，当蒸馏水器具有完好的隔膜装置时，就可制得热原符合要求的注射用水**。故本题选B。

28．解析：固体分散体具备如下特点：①达到不同的释药目的，利用亲水性高分子载体材料增加难溶性药物的溶解度和溶出度，**提高药物的生物利用度**；利用难溶性高分子载体材料**延缓或控制药物释放**；利用肠溶性高分子载体材料**控制药物于小肠或结肠定位释放**。②**延缓药物的水解和氧化**。③**掩盖药物的不良气味和刺激性**。④**使液体药物固体化**。故本题选A。

29．解析：聚乙二醇4000为**水溶性**润滑剂，适用于**可溶片或泡腾片**。故本题选E。

30．解析：中药的多成分性决定了其作用的多样性。三七含有皂苷、黄酮、三七氨酸、挥发油、多糖及各种微量元素等，具有止血和抗血栓、抗脑缺血和心肌缺血、降血压、抗心律失常、增强免疫功能、调节代谢等多种作用。故本题选B。

31．解析：混悬剂的附加剂：助悬剂。能增加分散介质的黏度、降低微粒的沉降速度，同时能被药物微粒表面吸附形成机械性或电性保护膜，防止微粒间互相聚集或产生晶型转变，或使混悬液具有触变性，从而增加其稳定性的附加剂。**常用的助悬剂有：①低分子助悬剂，如甘油、糖浆剂**等；②**高分子助悬剂**，主要分为天然和合成高分子助悬剂。常用的天然高分子助悬剂及其用量分别为阿拉伯胶5%~15%、西黄蓍胶0.5%~1%、琼脂0.3%~0.5%，此外还有海藻酸钠、白及胶、果胶等。常用的合成高分子助悬剂有甲基纤维素、羧甲纤维素钠、羟乙纤维素、聚维酮、聚乙烯醇等，一般用量为0.1%~10%，此类助悬剂性质稳定，受pH影响小，但与某些药物有配伍变化。③**硅酸类**，如胶体二氧化硅、硅酸铝、硅皂土等。故本题选E。

32．解析：试卷附图中，**图2-6所示的药材为苍术（饮片）**，呈不规则类圆形或条形厚片，外表皮灰棕色至黄棕色，有皱纹，有时可见根痕；切面黄白色或灰白色，散有多数棕红色或橙黄色油点（油室），习称“朱砂点”，有的可析出白色细针状结晶。**图2-7所示的药材为柴胡**，呈圆柱形或长圆锥形，根头膨大，顶端有3~15个残留的茎基或短纤维状的叶基，下部分枝；表面黑褐色或浅棕色，具纵皱纹、支根痕及皮孔。**图2-8所示的药材为**

苦参，呈长圆柱形，下部常有分枝，表面灰棕色或棕黄色，具纵皱纹及横长皮孔样突起，外皮薄，多破裂反卷，易剥落，剥落处显黄色，光滑。**图2-9所示的药材为广藿香**，茎略呈方柱形，多分枝，枝条稍曲折，表面被柔毛；质脆，易折断，断面中部有髓；老茎类圆柱形，直径1~1.2cm，被灰褐色栓皮。**图2-10所示的药材为巴戟天**，为扁圆柱形，略弯曲，长短不等，表面灰黄色或暗灰色，具纵纹及横裂纹，有的皮部横向断离露出木部，形似连珠。故本题选B。

33. 解析：赤芍药材呈圆柱形，稍弯曲，长5~40cm直径0.5~3cm。表面棕褐色，粗糙，有纵沟及皱纹，并有须根痕及横长的皮孔样突起，有的外皮易脱落。质硬而脆，易折断，**断面粉白色或粉红色**，皮部窄，木部放射状纹理明显，有的有裂隙。气微香，味微苦、酸涩。以根粗壮，断面粉白色，粉性大者为佳。故本题选D。

34. 解析：生物碱盐一般易溶于水，可溶于甲醇、乙醇，难溶或不溶于亲脂性有机溶剂。**某些生物碱盐难溶于水，如小檗碱盐酸盐、麻黄碱草酸盐等**。故本题选B。

35. 解析：茜草素型与大黄素型蒽醌的主要区别为羟基在母核上分布不同。茜草素型蒽醌母核上的羟基主要分布于**苯环一侧**，**茜草素型**蒽醌母核上的羟基主要分布于**苯环两侧**。故本题选D。

36. 解析：合欢皮为豆科植物合欢的干燥树皮，主产于湖北、江苏、安徽、浙江等地，故本题选B。

37. 解析：图片药材为槲寄生。槲寄生为不规则的厚片，茎外皮黄绿色、黄棕色或棕褐色；切面皮部黄色，木部浅黄色，有放射状纹理，髓部常偏向一边；叶片黄绿色或黄棕色，全缘，有细皱纹；革质；气微，味微苦，嚼之有黏性。A选项黄芩呈圆锥形，扭曲，表面棕黄色或深黄色，有稀疏的疣状细根痕，上部较粗糙，有扭曲的纵皱纹或不规则的网纹，下部有顺纹和细皱纹。B选项竹茹为卷曲成团的不规则丝条或呈长条形薄片状；宽窄厚薄不等，浅绿色或黄绿色；体轻松，质柔韧，有弹性。C选项紫苏边缘具圆锯齿；两面紫色或上表面绿色，下表面紫色，疏生灰白色毛，下表面有多数凹点状的腺鳞。D选项青蒿茎呈圆柱形，上部多分枝，表面黄绿色或棕黄色，具纵棱线；质略硬，易折断，断面中部有髓。故本题选E。

38. 解析：狗脊药材呈不规则的长块状，长10~30cm，直径2~10cm。表面深棕色，残留金黄色绒毛，上面有数个红棕色的木质叶柄，下面残存黑色细根。质坚硬，不易折断。无臭，味淡、微涩。故本题选A。

39. 解析：试卷附图中，图2-12所示的药材为**白芍**，质坚实，不易折断，**断面较平坦**，类白色或略带棕红色，形成层环明显，射线放射状，故本题选A。威灵仙、葛根、苦参、甘草、黄芪等断面呈纤维性。大黄、射干、厚朴等断面呈颗粒性。杜仲断面有橡胶丝相连。苦楝皮、黄柏的饮片可层层剥离。

40. 解析：聚酰胺吸附属于氢键吸附，力量较弱，介于物理吸附与化学吸附之间，**也称半化学吸附**。故本题选D。A选项相似者易于吸附是物理吸附的基本规律。B选项描述本身是错误的。C选项离子交换法是以离子交换树脂作为固定相，以水或含水溶剂作为流动相。当流动相流过交换柱时，溶液中的中性分子及具有与离子交换树脂交换基团不能发生交换的离子将通过柱子从柱底流出，而具有可交换的离子则与树脂上的交换基团进行离子交换并被吸附到柱上，随后改变条件，并用适当溶剂使其从柱上洗脱下来，即可实现物质的分离。E选项两相溶剂中的分配比不同是中药化学成分分离与精制的原理之一，应用该原理的常见方法有简单的液-液萃取法及液-液分配色谱法（LC或LLC）等。

二、配伍选择题

［41-42］解析：黄芩苷经水解后生成的**黄芩素分子中具有邻三酚羟基，易被氧化转为醌类衍生物而显绿色，这是保存或炮制不当的黄芩会变绿色的原因**。黄芩变绿后，有效成分受到破坏，质量随之降低，故41题选B。芦丁分子中因含有**邻二酚羟基，性质不太稳定，暴露在空气中能缓缓变为暗褐色**，在碱性条件下更容易被氧化分解。**硼酸盐能与邻二酚羟基结合，达到保护的目的**，故在碱性溶液中加热提取芦丁时，往往加入少量硼砂，故42题选A。

［43-45］解析：花类药材一般不宜在花完全盛开后采收，开放过久几近衰败的花朵，不仅药材的颜色和气味不佳，而且有效成分的含量也会显著减少。花类药材在**含苞待放**时采收的有**金银花、辛夷、丁香、槐米**等，在**花初开时**采收的有洋金花等。故43题选D。**大黄**为根茎类药材，一般在**秋、冬两季植物地上部分将枯萎时**及**春初发芽前或刚露苗时**采收，此时根或根茎中贮藏的营养物质最为丰富，有效成分也比较高。故44题选A。艾叶药用部位为叶子，叶类多在植物光合作用旺盛期，**开花前或果实成熟前**采收。故45题选E。

［46-48］解析：**鸡血藤具分泌细胞**，饮片皮部有树脂样红棕色分泌物等。故46题选B。分泌组织在切面上是重要的鉴别特征，如**人参、三七、西洋参具树脂道**，饮片皮部具棕黄色小点。故47题选A。**苍术具大型油室，饮片显“朱砂点”**。故48题选C。

［49-50］解析：**没食子酸鞣质水解后可产生没食子酸（或其缩合物）**和多元醇。故49题选B。**逆没食子酸鞣质水解后产生逆没食子酸和糖**，或同时有没食子酸等其他酸的生成。故50题选C。

［51-53］解析：**益母草碱**根据其化学结构，属于**有机胺类生物碱**。故51题选E。**氧化苦参碱**根据其化学结构，属于**哌啶类生物碱**。故52题选B。**厚朴碱**根据其化学结构，属于**1-苄基异喹啉类生物碱**。故53题选C。

［54-55］解析：**淀粉由直链的糖淀粉和支链的胶淀粉组成**。淀粉分子呈螺旋状结构，每一个螺环由六个葡萄糖组成。因碘分子或离子可以进入螺环通道中形成有色的包合物，故遇碘可显色。**支链淀粉遇碘呈紫红色，糖淀粉遇碘呈蓝色**。故54题选B，55题选A。

［56-57］解析：**B选项为白花前胡甲素**，为《中国药典》中前胡的质量控制成分之一，故56题选B。**E选项为厚朴酚**，为《中国药典》中厚朴的质量控制成分之一，故57题选E。A选项为补骨脂内酯，C选项为花椒内酯，D选项为仙鹤草内酯。

［58-60］解析：**图2-13为淫羊藿**。淫羊藿呈丝片状；上表面绿色、黄绿色或浅黄色，下表面灰绿色，网脉明显，中脉及细脉凸出，边缘具黄色刺毛状细锯齿；近革质；气微，味微苦。**图2-14为地骨皮**，地骨皮呈筒状或槽状，长3～10cm，直径0.5～1.5cm，厚0.1～0.3cm；外表面灰黄色至棕黄色，粗糙，有不规则纵裂

纹，易成鳞片状剥落；内表面黄白色至灰黄色，较平坦，有细纵纹；体轻，质脆，易折断，断面不平坦，外层黄棕色，内层灰白色；气微，味微甘而后苦。**图2-15为杜仲**，杜仲呈小方块或丝状；外表面浅棕色或灰褐色，有明显的皱纹；内表面暗紫色，光滑；断面有细密、银白色、富弹性的橡胶丝相连；气微，味稍苦。石斛呈圆柱形或扁圆柱形，表面黄绿色，光滑或有纵纹，节明显，色较深，节上有膜质叶鞘。香加皮呈卷筒状或槽状，少数呈不规则的块片状，外表面灰棕色或黄棕色，栓皮松软常呈鳞片状，易剥落。故58题选E，59题选D，60题选B。

［**61-63**］**解析**：药物炒炭的目的是增强或产生止血、止泻的作用。**栀子炭善于凉血止血**，多用于吐血、咯血、咳血、衄血、尿血、崩漏下血等。故61题选E。**蒲黄炭性涩，止血作用增强**。常用于咯血、吐血、衄血、尿血、便血、崩漏及外伤出血。**山楂炭其性收涩，具有止血、止泻的功效**。可用于胃肠出血或脾虚腹泻兼食滞者。**大蓟炭凉性减弱，收敛止血作用增强**。用于吐血、呕血、咯血、嗽血等出血较急剧者。故62题选D。**荆芥炭辛散作用极弱，具有止血的功效**，可用于便血、崩漏等证。故63题选A。

［**64-66**］**解析**：经胃肠道给药的剂型包括：糖浆剂、散剂、颗粒剂、胶囊剂、片剂等以及经直肠给药的灌肠剂、栓剂等。不经胃肠道给药的剂型包括：注射给药的剂型（静脉、肌内、皮内、皮下、穴位等部位的注射剂）；呼吸道给药的剂型（气雾剂、喷雾剂、粉雾剂），故64题选D，皮肤给药的剂型（洗剂、搽剂、软膏剂、凝胶剂、贴膏剂）。故65题选A。黏膜给药的剂型（滴眼剂、舌下片剂、含漱剂）等。故66题选E。

［**67-69**］**解析**：**泡腾片**除另有规定外，各片均应在5分钟内**崩解**。故67题选C。**栓剂**的检查项目包括：**融变时限**、重量差异、微生物限度。故68题选E。**丸剂**的质量检查项目包括：**溶散时限**、重量差异、装量差异等。故69题选A。

［**70-72**］**解析**：注射用水可作为配制注射剂、滴眼剂等的溶剂或稀释剂及容器的精洗。**饮用水可作为药材净制时的漂洗、制药用具的粗洗用水**。故70题选C。**纯化水**可作为配制普通药物制剂用的溶剂或试验用水，**可作为中药注射剂**、滴眼剂等灭菌制剂**所用饮片的提取溶剂**，口服、外用制剂配制用溶剂或稀释剂，非灭菌制剂用器具的精洗用水，也用作非灭菌制剂所用饮片的提取溶剂。故71题选D。**灭菌注射用水主要用作注射用灭菌粉末的溶剂或注射剂的稀释剂**。故72题选E。

［**73-75**］**解析**：稀释剂与吸收剂统称为填充剂。**稀释剂适用于主药剂量小于0.1g，或浸膏黏性太大，或含浸膏量多而制片困难者；吸收剂适用于原料药（含中间体）中含有较多挥发油、脂肪油或其他液体而需制片者**。故73题选B。**本身有黏性**，能增加药粉间的黏合作用，以利于制粒或压片的辅料，称为**黏合剂**。故74题答案选D。压片前必须加入的能增加颗粒（或粉末）流动性，减少颗粒（或粉末）与冲模内摩擦力，具有**润滑作用**的物料称为**润滑剂**。故75题选E。

［**76-78**］**解析**：**输液剂**是指**由静脉滴注输入体内**的大剂量注射液。故76题选D。**静脉给药与脑池内、硬膜外、椎管内用的注射液均不得添加抑菌剂**。故77题选A。除另有规定外，**供静脉用的注射液，慎用增溶剂**。**椎管内注射用的注射液，不得添加增溶剂**。故78题选A。

[79-80]解析：常用麦麸制的药物有枳壳、枳实、僵蚕、苍术、白术等，故79题选B。**常用滑石粉烫炒的药物有刺猬皮、鱼鳔胶等**，故80题选E。

[81-82]解析：试卷附图中，**图2-16所示的药材为天麻**，选项D为天麻的性状特征。**图2-17所示的药材为麦冬**，选项B为麦冬的性状特征。选项A为天冬的性状特征。选项C为知母的性状特征。选项E为温郁金的性状特征。

[83-85]解析：炙淫羊藿的炮制方法：取**羊脂油**置锅内加热熔化，加入淫羊藿丝，用文火加热，**炒至油脂吸尽、表面呈油亮光泽时**，取出，晾凉。每100kg淫羊藿，用羊脂油（炼油）20kg。故83题选A。**油酥蛤蚧**的炮制方法：取蛤蚧，**涂以麻油，用无烟火烤至稍黄质脆**，除去头爪及鳞片，切成小块。故84题选C。**熟三七**的炮制方法：取净三七，打碎，分开大小块，**用食用油炸至表面棕黄色**，取出，沥去油，研细粉；或取三七，洗净，蒸透，取出，及时切片，干燥。故85题选B。

[86-88]解析：试卷附图中，**图2-22所示的药材为麻黄，来源于麻黄科植物**。故86题选E。**图2-19所示的药材为肉苁蓉，来源于列当科植物**。故87题选B。**图2-20所示的药材为穿心莲，来源于爵床科植物**。故88题选C。**图2-18所示的药材为肉桂，来源于樟科植物**。**图2-21所示的药材为豆蔻，来源于姜科植物**。

[89-90]解析：连翘呈长卵形或卵圆形，稍扁，表面有不规则皱纹和多数突起的小斑点，两面各有1条明显的纵沟。**图2-24是连翘**，故89题选B。栀子呈长卵圆形或椭圆形，表面红黄色或棕红色，具6条翅状纵棱，棱间常有1条明显的纵脉纹，并有分枝。**图2-25是栀子**，故90题选C。**图2-23是枸杞子**，呈类纺锤形或椭圆形，表面红色或暗红色，顶端有小突起状的花柱痕，基部有白色的果梗痕；果皮柔韧，皱缩；果肉肉质，柔润。**图2-26是瓜蒌**，呈类球形或宽椭圆形，表面橙红色或橙黄色，皱缩或较光滑，顶端有圆形的花柱残基，基部略尖，具残存的果梗。**图2-27是牛蒡子**，呈长倒卵形，略扁，微弯曲，表面灰褐色，带紫黑色斑点，有数条纵棱，通常中间1~2条较明显；顶端钝圆，稍宽，顶面有圆环，中间具点状花柱残迹；基部略窄，着生面色较淡。

[91-92]解析：天冬呈长纺锤形，略弯曲，**表面黄白色至淡黄棕色，半透明，光滑或具深浅不等的纵皱纹**，偶有残存的灰棕色外皮。故91题选C。**白及**呈不规则扁球形，**多有2~3个爪状分枝**，表面灰白色或黄白色，有数圈同心环节和棕色点状须根痕，上面有突起的茎痕，下面有连接另一块茎的痕迹。故92题选A。半夏呈类球形，有的稍偏斜，表面白色或浅黄色，顶端有凹陷的茎痕，周围密布麻点状根痕；下面钝圆，较光滑。质坚实，断面洁白，富粉性。银柴胡呈类圆柱形，偶有分枝，表面浅棕黄色至浅棕色，有扭曲的纵皱纹及支根痕，多具孔穴状或盘状凹陷，习称“砂眼”，从砂眼处折断可见棕色裂隙中有细砂散出。麦冬呈纺锤形，两端略尖，表面黄白色或淡黄色，有细纵皱纹；质柔韧，断面黄白色，半透明，中柱细小。

[93-95]解析：呋喃香豆素类：①6,7-呋喃骈香豆素型（线型）：以补骨脂内酯为代表，又称**补骨脂内酯型**。②7,8-呋喃骈香豆素型（角型）：以白芷内酯为代表。**白芷内酯又名异补骨脂内酯**，故又称**异补骨脂内酯型**。如异香柑内酯、茴芹内酯。故93题选B。**吡喃香豆素类**：①6,7-

吡喃骈香豆素（线型）：以**花椒内酯**为代表，如美花椒内酯。②7,8-吡喃骈香豆素（角型）：以**邪蒿内酯**为代表，如沙米丁和维斯纳丁。③其他吡喃香豆素：5,6-吡喃骈香豆素，如**别美花椒内酯**；双吡喃香豆素，如狄佩它妥内酯。故94题选C。**异香豆素**是香豆素的异构体，在植物中存在的多数为二氢异香豆素的衍生物，其代表化合物有**茵陈炔内酯、仙鹤草内酯**等。故95题选D。

［**96-97**］**解析：金银花呈棒状，上粗下细，略弯曲**。表面黄白色或绿白色（贮久色渐深），**密被短柔毛**；偶见叶状苞片。故96题选D。**辛夷呈长卵形，似毛笔头**；基部常具短梗，长约0.5cm，梗上有类白色点状皮孔；苞片2~3层，每层2片，两层苞片之间有小鳞芽，苞片**外表面密被灰白色或灰绿色有光泽的长茸毛**，内表面类棕色，无毛。故97题选E。

［**98-100**］**解析：亳菊呈倒圆锥形或圆筒形**，有时稍压扁呈扇状，直径1.5~3cm，**离散**；总苞碟状，总苞片3~4层，卵形或椭圆形，草质，黄绿色或褐绿色，外面被柔毛，边缘膜质；花托半球形，无托片或托毛；**舌状花**数层，雌性，位于外围，类白色，劲直、上举，**纵向折缩，散生金黄色腺点**；管状花多数，两性，位于中央，为舌状花所隐藏，黄色，顶端5齿裂，瘦果不发育，无冠毛；体轻，质柔润，干时松脆；气清香，味甘、微苦。故98题选A。**滁菊呈不规则球形或扁球形**，直径1.5~2.5cm；**舌状花**类白色，**不规则扭曲，内卷**，边缘皱缩，**有时可见淡褐色腺点**；管状花大多隐藏。故99题选B。**杭菊呈碟形或扁球形**，直径2.5~4cm，常数个相连成片；**舌状花**类白色或黄色，**平展或微折叠，彼此粘连，通常无腺点**；管状花多数，外露。故100题选D。C选项是贡菊的性状鉴别特征。E选项是款冬花的性状鉴别特征。

三、综合分析选择题

101. 解析：枸橼酸和碳酸氢钠合用可作为**泡腾崩解剂**，通过遇水产生**二氧化碳**来促使药物崩解。故本题选A。

102. 解析：蛇床子气香，味辛凉，有麻舌感。果皮松脆，揉搓易脱落，种子细小，灰棕色，显油性。故本题选C。

103. 解析：大黄的常用炮制方法为酒炙，取大黄片或块，用黄酒喷淋拌匀，稍闷润，待黄酒被吸尽后，置炒制容器内，用文火炒干，色泽加深，取出晾凉，筛去碎屑。每100kg大黄片或块，用黄酒10kg。熟大黄：取大黄片或块，用黄酒拌匀，闷润至黄酒被吸尽，装入炖药罐内或适宜蒸制容器内，密闭，隔水炖或蒸至大黄内外均呈焦黑色时，取出，干燥。每100kg大黄片或块用黄酒30kg。故本题选A。

104. 解析：同一电解质可因用量不同起到絮凝作用或反絮凝作用，如枸橼酸盐、枸橼酸氢盐、酒石酸盐、酒石酸氢盐、磷酸盐及一些氯化物等。硅酸铝常被用作助悬剂。故本题选C。

105. 解析：单甘油酯为非离子型表面活性剂，广泛用作乳化剂和油类物质的**增溶剂**，不是助悬剂，故本题选D。

106. 解析：影响混悬型液体制剂稳定性的因素：①微粒间的排斥力与吸引力。②混悬粒子的沉降。**③微粒增长与晶型的改变**。**④温度**的影响。故本题选A。

107. 解析：地黄主产于**河南省武陟、**温县、博爱等地。故本题选C。

108. 解析：生地黄加酒炮制成熟地黄的目的是使其**药性由寒转温，味由苦转**

甜，功能由清转补，熟地黄质厚味醇，滋腻碍脾，酒制主补阴血，且可借酒力行散，起到行药势、通血脉的作用，故本题选D。

109. 解析：熟地黄味甘，性微温，归肝、肾经。故本题选E。

110. 解析：鲜地黄药材呈纺锤形或条状，长8~24cm，直径2~9cm；外皮薄，表面浅红黄色，具弯曲的纵皱纹、芽痕，横长皮孔样突起以及不规则疤痕，肉质、易断，断面皮部淡黄白色，可见橘红色油点，木部黄白色，导管呈放射状排列；气微，味微甜、微苦。故本题选C。

四、多项选择题

111. 解析：急症患者，要求奏效迅速，宜选用注射剂、气雾剂、舌下片、滴丸等速效剂型。而慢性病患者，用药宜缓和、持久，应选用丸剂、片剂、膏药及长效缓释制剂等。皮肤疾患一般可用软膏剂、涂膜剂、洗剂、搽剂等剂型。而某些腔道病变，可选用栓剂、条剂、线剂等。故本题选ABDE。

112. 解析：何首乌的主要成分为蒽醌类化合物，以大黄素、大黄酚、大黄素甲醚、大黄酸、芦荟大黄素等为主，《中国药典》以二苯乙烯苷和结合蒽醌为指标成分进行含量测定。故本题选ABCDE。

113. 解析：环糊精包合物的作用：①提高药物的稳定性。②增加药物的溶解度。③减少药物的刺激性，掩盖不良气味。④调节药物的释放速度。⑤使液体药物粉末化而便于制剂。故本题选ACDE。

114. 解析：五味子中含联苯环辛烯型木脂素。秦皮主要含香豆素类成分。连翘中所含木脂素类成分多为双环氧木脂素及木脂内酯。厚朴中主要化学成分是厚朴酚及和厚朴酚，为木脂素类化合物。补骨脂含补骨内酯、异补骨脂内酯等成分，属香豆素类。故本题选ACD。

115. 解析：黄连炮制品有黄连、酒黄连、姜黄连、萸黄连。黄连味苦，性寒，具有泻火解毒、清热燥湿的作用。酒黄连能引药上行，缓其寒性，善清头目之火。姜黄连苦寒之性缓和，止呕作用增强。吴茱萸制黄连抑制其苦寒之性，使黄连寒而不滞，以清气分湿热、散肝胆郁火为主。故本题选BCE。

116. 解析：①大多数生物碱分子结构中具有复杂的环状结构，且氮原子多位于环内；②生物碱绝大多数存在于双子叶植物中；③绝大多数生物碱为无色或白色，仅少数分子中具有较长共轭体系和助色团者有一定的颜色，如小檗碱、蛇根碱呈黄色，药根碱、小檗红碱呈红色等；④生物碱盐一般易溶于水，可溶于甲醇、乙醇，难溶或不溶于亲脂性有机溶剂；⑤少数生物碱不与一般的生物碱沉淀试剂反应，如麻黄碱、吗啡、咖啡碱等需用其他检识反应鉴别。故本题选BD。

117. 解析：士的宁和马钱子碱具有相似的结构骨架，属于吲哚类衍生物。它们的分子结构中均有两个N原子，其中吲哚环上的N原子呈内酰胺结构，几无碱性，另一个N原子为叔胺状态。故本题选ACDE。

118. 解析：山楂、栀子宜炒焦，芥子宜炒黄，大蓟、蒲黄宜炒炭。故本题选AC。

119. 解析：泡腾颗粒系指含有碳酸氢钠和有机酸，遇水可放出大量气体而呈泡腾状的颗粒剂。泡腾颗粒的药物应是易溶性的。泡腾颗粒取供试品3袋，分别置盛有200ml水的烧杯中，水温为

15℃～25℃，应迅速产生气体而呈泡腾状，5分钟内颗粒均应完全分散或溶解在水中。进行释放度检查的颗粒剂有肠溶颗粒、缓释颗粒、控释颗粒。故本题选ABCD。

120. 解析：与苷元连接的二糖常见的有**龙胆二糖**、**麦芽糖**、冬绿糖、蚕豆糖、昆布二糖、**槐糖**、**芸香糖**、**新橙皮糖**。故本题选ABCDE。

模拟试卷（三）参考答案

题号	1	2	3	4	5	6	7	8	9	10
答案	C	A	E	C	B	C	A	C	E	E
题号	11	12	13	14	15	16	17	18	19	20
答案	C	C	D	D	D	B	B	E	A	C
题号	21	22	23	24	25	26	27	28	29	30
答案	E	A	D	B	B	D	E	C	A	D
题号	31	32	33	34	35	36	37	38	39	40
答案	E	C	D	D	C	D	C	C	C	D
题号	41	42	43	44	45	46	47	48	49	50
答案	A	E	C	A	D	A	C	D	D	A
题号	51	52	53	54	55	56	57	58	59	60
答案	C	C	D	E	A	B	E	C	A	B
题号	61	62	63	64	65	66	67	68	69	70
答案	A	C	B	B	E	B	C	E	C	B
题号	71	72	73	74	75	76	77	78	79	80
答案	A	B	C	A	B	E	B	C	D	A
题号	81	82	83	84	85	86	87	88	89	90
答案	C	C	B	D	B	D	C	A	C	C
题号	91	92	93	94	95	96	97	98	99	100
答案	E	D	C	A	D	A	C	D	C	B
题号	101	102	103	104	105	106	107	108	109	110
答案	C	D	B	A	A	B	D	C	E	D
题号	111	112	113	114	115	116	117	118	119	120
答案	ABCD	ABCDE	CE	ABE	ACE	ABCD	BDE	ABCD	ADE	ABC

模拟试卷（三）全解

一、最佳选择题

1．解析：安徽宣城为木瓜的道地产区；五味子的道地产地是辽宁；桃仁的道地产地是四川、陕西；山楂的道地产地是河北；补骨脂的道地产地是四川、河南。故本题选C。

2．解析：花、叶类质轻的药多主升浮，如菊花、桑叶等；**种子、果实及矿物、贝壳类质重的药多主沉降**，如苏子、枳实、磁石、石决明等。故本题选A。

3．解析：含挥发油或油脂类成分的中药，在贮藏过程中常发生氧化、聚合、缩合而致变色或"走油"。许多中药目前仅靠感官评判变色与"走油"程度，缺乏良好指标。**《中国药典》规定检查白术的色度**。故本题选E。

4．解析：有些药材在干燥过程中**皮、肉易分离而使药材质地松泡**，在**干燥过程中要时时搓揉**，使皮、肉紧贴，达到油润、饱满、柔软或半透明等目的，如**玉竹**等。故本题选C。

5．解析：薁类化合物也属于双环倍半萜，是由五元环与七元环骈合而成的芳烃衍生物。所以薁是一种非苯型的芳烃类化合物，具有一定的芳香性。**薁类化合物沸点一般在250℃～300℃**。在挥发油分级蒸馏时，**高沸点馏分中有时可见蓝色或绿色的馏分，显示有薁类成分存在**。故本题选B。

6．解析：煎煮法是中药材加入水浸泡后加热煮沸，将有效成分提取出来的方法。**含挥发性成分或有效成分遇热易分解的中药材不宜用此法**。故本题选C。

7．解析：巴豆，有大毒，泻下作用猛烈，**去油制霜后可降低毒性，缓和泻下作用**，保证临床用药安全有效。**柏子仁**，其内含柏子仁油，具有滑肠通便之功，体虚便溏患者不宜用，**制成霜后**，除去了大部分油分，**可降低滑肠的副作用**。**川乌、草乌含有双酯型生物碱**，毒性极强，**加水加热煮制**可使其**水解成毒性较小的单酯型或胺醇型生物碱**，从而**降低毒性**，并且水解产物同样具有止痛作用。**马钱子**有大毒，**毒性成分为马钱子碱**，经**砂烫炮制后士的宁和马钱子碱的含量显著减少**，马钱子碱转化成异型结构和氮氧化合物，**毒性下降**。故本题选A。

8．解析：中药合剂是在汤剂的基础上改进和发展而成的，克服了汤剂临时制备的麻烦。合剂的药物浓度较高，剂量较小，质量相对稳定，便于服用、携带和贮藏，适合工业化生产。但**合剂的组方固定，不能像汤剂一样随症加减**。故本题选C。

9．解析：甘油明胶，系用明胶、甘油与水制成，一般明胶与甘油等量，水应控制在10%以下。具有弹性，不易折断，在体温下能软化并缓慢溶于分泌液中。基质中甘油与水的比例越高则越易溶解，而成品也越软。常用作阴道栓剂基质，但**不适用于鞣酸等与蛋白质有配伍禁忌的药物**。

故本题选E。

10. 解析：黄芩的药理作用有抗菌、抗病毒、抗毒素、解热、抗炎、抗过敏。故本题选E。

11. 解析：构成强心苷的糖有20多种，**根据C-2位上有无羟基可以分成α-羟基糖（2-羟基糖）和α-去氧糖（2-去氧糖）两类。α-去氧糖常见于强心苷类，是区别于其他苷类成分的一个重要特征**。故本题选C。

12. 解析：软胶囊的囊材主要由胶料（胶囊用明胶、阿拉伯胶等）、增塑剂（如甘油、山梨醇等）、附加剂（防腐剂、遮光剂等）和水组成。囊壁的可塑性和弹性与**胶料、增塑剂、水的比例**密切相关，三者的比例通常为1.0∶（0.4～0.6）∶（1.0～1.6）。故本题选C。

13. 解析：**金银花中的绿原酸和异绿原酸是其主要的抗菌有效成分**，3,4-二咖啡酰奎宁酸、3,5-二咖啡酰奎宁酸和4,5-二咖啡酰奎宁酸的混合物亦为金银花的抗菌有效成分。故本题选D。

14. 解析：糊粉粒加碘试液，显棕色或黄棕色；加硝酸汞试液显砖红色。硅质加硫酸不溶解。菊糖加10% α-萘酚乙醇溶液，再加硫酸，呈紫红色并很快溶解。**草酸钙结晶加稀醋酸不溶解，加稀盐酸溶解而无气泡产生**；加硫酸溶液（1→2），逐渐溶解，片刻后析出针状硫酸钙结晶。碳酸钙结晶（钟乳体）加稀盐酸溶解，同时有气泡产生。故本题选D。

15. 解析：西瓜霜味咸，性寒。归肺、胃经。具有清热泻火、消肿止痛的功能。西瓜制霜时，**每100kg西瓜用芒硝15kg**。故本题选D。

16. 解析：蟾酥的药用部位是分泌物，蜂蜜的药用部位是生理产物，蚕砂的药用部位是排泄物。**牛黄的药用部位是为病理产物**，蜈蚣的药用部位是干燥全体。故本题选B。

17. 解析：黄精的炮制品有酒黄精和蒸黄精。黄精味甘，平。归脾、肺、肾经。具有补气养阴、健脾、润肺、益肾的功能。生黄精具麻味，刺激咽喉。酒黄精能助其药势，使之滋而不腻，更好地发挥补益作用。**蒸后补脾润肺益肾功能增强，并可除去麻味，以免刺激咽喉**。黄精蒸制后，水浸出物、醇浸出物比生品增加。总糖量比生品略有减少，还原糖则增加。炮制后黄精刺激性消失。故本题选B。

18. 解析：该成分为马兜铃酸Ⅰ，细辛中含有马兜铃酸Ⅰ，有肝、肾毒性。故本题选E。

19. 解析：分离汉防己甲素和汉防己乙素，主要是利用二者**极性的大小不同**。二者分子结构中7位的取代基不同，**汉防己甲素为甲氧基，极性小，汉防己乙素为酚羟基，极性大**。故本题选A。

20. 解析：**小檗碱类多为季铵碱**，如黄连、黄柏、三颗针中的小檗碱。故本题选C。

21. 解析：炒牛蒡子的炮制方法：取净牛蒡子，置炒制容器内，用文火加热，炒至田鼓起，微有香气，断面浅色时，取出。故本题选E。

22. 解析：**单行即应用单味药就能发挥预期治疗效果，不需其他药辅助**。如独参汤，单用人参一味补气固脱等。故本题选A。

23. 解析：**散剂易吸潮、药物成分易**

散失、氧化，所以**易吸湿或易氧化变质**的药物、**刺激性大**的药物、**含挥发性成分多且剂量大**的药物**不宜制成散剂**。**含低共熔成分的药物可制成散剂**，如痱子粉、避瘟散等。故本题选D。

24. 解析：阳离子表面活性剂常用的有**苯扎氯铵（洁尔灭）**、苯扎溴铵（新洁尔灭）等。阴离子表面活性剂主要包括高级脂肪酸盐、硫酸化物以及磺酸化物。天然的两性离子表面活性剂主要有豆磷脂和卵磷脂。合成的两性离子表面活性剂的阴离子部分主要是羧酸盐，阳离子部分主要是胺盐或季铵盐。非离子表面活性剂主要有脱水山梨醇单月桂酸酯（司盘20）、脱水山梨醇单棕榈酸酯（司盘40）、脱水山梨醇单硬脂酸酯（司盘60）、脱水山梨醇单油酸酯（司盘80）、脱水山梨醇三油酸酯（司盘85）等。故本题选B。

25. 解析：去除热原的方法有：①高温法，耐热器具洁净干燥后于**180℃加热2小时或250℃加热30分钟以上**可破坏热原。②酸碱法，玻璃容器可采用重铬酸钾硫酸清洁液或稀氢氧化钠溶液处理破坏热原。③**吸附法**，活性炭具有较强的吸附热原的作用，同时兼有助滤、脱色的作用。④**离子交换法**，热原分子上含有带负电荷的磷酸根与羧酸根，强碱性阴离子交换树脂可吸附除去溶剂中的热原。⑤**凝胶滤过法**，利用热原与药物分子量的差异将两者分开。⑥**超滤法**：利用高分子薄膜的选择性与渗透性，在常温条件下，依靠一定的压力和流速，从而除去溶液中的热原。⑦**反渗透法**：选用三醋酸纤维素膜或聚酰胺膜进行反渗透可除去热原。故本题选B。

26. 解析：按苷元的化学结构分类，苦杏仁苷属于氰苷。按苷类在植物体内的存在状况分类，苦杏仁苷属于原生苷。按苷键原子分类，苦杏仁苷属于氧苷（氰苷）。由苦杏仁苷的结构中连接单糖基个数可知，**苦杏仁苷属于二糖苷**。故本题选D。

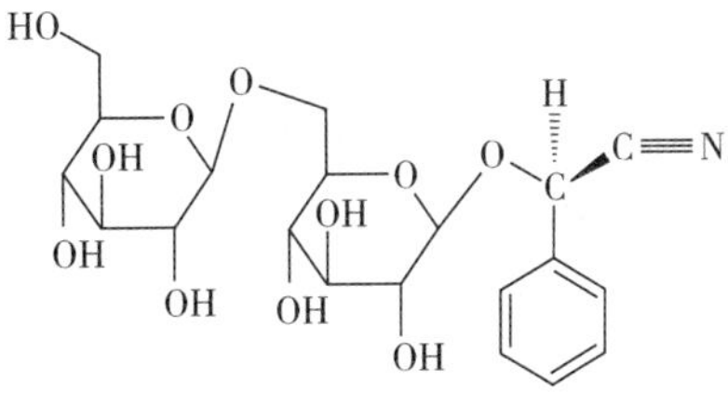

苦杏仁苷

27. 解析：延缓药物水解的方法有**调节pH、降低温度、改变溶剂**和**制成干燥固体**，故本题选E。A、B、C和D选项为防止药物氧化的方法。

28. 解析：药物代谢的主要部位在肝脏，但代谢也发生在血浆、胃肠道、肠黏膜、肺、皮肤、肾、脑和其他部位。故本题选C。

29. 解析：分离水溶性或极性较大的成分，如生物碱、苷类、糖类、有机酸等化合物，常用**正相色谱法；分离脂溶性化合物**，如高级脂肪酸、油脂、游离甾体等，则用**反相分配色谱法**。故本题选A。

30. 解析：异香豆素是香豆素的异构体，在植物中存在的多数为二氢异香豆素的衍生物，其**代表化合物如茵陈炔内酯、仙鹤草内酯**等。故本题选D。

31. 解析：一般游离苷元难溶或不溶于水，易溶于甲醇、乙醇、乙酸乙酯、乙醚等有机溶剂及稀碱水溶液中。其中黄酮、黄酮醇、查耳酮等平面性强的分子，因分子与分子间排列紧密，分子间作用力较大，故更难溶于水；而二氢黄酮及二氢黄酮醇等，因系非平面性分子，故分子与分子间排列不紧密，分子间作用力较小，有利于水分子进入，溶解度稍大。至于**花色苷元（花青素）**类虽也为平面性结构，但因**以离子形式存在，具有盐的通性，亲水性较强，水溶性较大**。故本题选E。

32. 解析：中药药理作用的**双向性**：有些中药可随机体状态而产生两种相反的药理作用，即中药作用的双向性。**人参具有兴奋和抑制中枢的作用**，其所含的皂苷有人参皂苷Ra_1、人参皂苷Rb_1、人参皂苷Rc、人参皂苷Rd、人参皂苷Rg、人参皂苷Re、人参皂苷Rf、人参皂苷Rh_1、人参皂苷Ro等20多种，其中Rg类人参皂苷有中枢兴奋作用，而Rb类人参皂苷则有中枢抑制作用。故本题选C。

33. 解析：图3–2所示的药材为**桑白皮**，呈扭曲的卷筒状、槽状或板片状，长短宽窄不一，厚0.1~0.4cm；外表面白色或淡黄白色，较平坦，有的残留橙黄色或棕黄色鳞片状粗皮；内表面黄白色或淡黄色，有细纵纹。**图3–3**所示的药材为**牡丹皮**，呈筒状或半筒状，有纵剖开的裂缝，略向内卷曲或张开，外表面灰褐色或黄褐色，有多数横长皮孔样突起及细根痕，栓皮脱落处粉红色；内表面淡灰黄色或浅棕色，有明显的细纵纹，常见发亮的结晶。**图3–4**所示的药材为**秦皮**，呈卷筒状或槽状，外表面灰白色、灰棕色至黑棕色或相间呈斑状，平坦或稍粗糙，并有灰白色圆点状皮孔及细斜皱纹，有的具分枝痕。**图3–5**所示的药材为**地骨皮**，呈筒状或槽状，外表面灰黄色至棕黄色，粗糙，有不规则纵裂纹，易成鳞片状剥落；内表面黄白色至灰黄色，较平坦，有细纵纹。**图3–6**所示的药材为**白鲜皮**，呈卷筒状，外表面灰白色或淡灰黄色，具细纵皱纹及细根痕，常有突起的颗粒状小点；内表面类白色，有细纵纹。故本题选D。

34. 解析：**厚朴中主要化学成分为木脂素类化合物，包括厚朴酚以及和厚朴酚等**。《中国药典》采用高效液相色谱法测定厚朴药材中厚朴酚与和厚朴酚含量，两者总含量不得少于2.0%。故本题选D。

35. 解析：侧柏叶多分枝，小枝扁平；叶细小鳞片状，交互对生，贴伏于枝上，深绿色或黄绿色，质脆，易折断。**图3–9为侧柏叶**，故本题选C。**图3–7为枇杷叶**，呈长椭圆形或倒卵形，先端尖，基部楔形，边缘上部有疏锯齿，近基部全缘。**图3–8为紫苏叶**，叶片多皱缩卷曲、破碎，完整的叶展平后呈卵圆形，先端长尖或急尖，基部圆形或宽楔形，边缘具圆锯齿。**图3–10为丁香**，略呈研棒状，长1~2cm；花冠圆球形，花瓣4，覆瓦状抱合，棕褐色至褐黄色，花瓣内为雄蕊和花柱，搓碎后可见众多黄色细粒状的花药。**图3–11为茵陈**，多卷曲成团状，灰白色或灰绿色，全体密被白色茸毛，绵软如绒。

36. 解析：**胡黄连外表皮灰棕色至暗棕色，切面灰黑色或棕黑色，木部有4~10个类白色点状维管束排列成环**；气微，味极苦。麻黄断面略呈纤维性，周边绿黄色，髓部红棕色，近圆形。白芍断面较平坦，类白色或略带棕红色，形成层环明显，射线放射状。狗脊质坚硬，不易折断。莪术切面黄绿色、黄棕色或棕褐色，散在“筋脉”小点。故本题选D。

37. 解析：一般情况下，黄酮、黄酮醇及其苷类多显灰黄色至黄色，查耳酮为黄色至橙黄色，而**二氢黄酮、二氢黄酮**

醇、异黄酮类，因不具有交叉共轭体系或共轭链较短，故**不显色（二氢黄酮及二氢黄酮醇）或显浅黄色（异黄酮）**。故本题选C。

38. 解析：四气的确定依据：药性的寒热温凉是从**药物作用于人体所发生的反应**概括而来，与所疗疾病的寒热性质相反。故本题选C。

39. 解析：阿魏，呈不规则的块状和脂膏状。颜色深浅不一，表面蜡黄色至棕黄色。块状者体轻，质地似蜡，断面稍有孔隙；新鲜切面颜色较浅，放置后色渐深。脂膏状者黏稠，灰白色。**具强烈而持久的蒜样特异臭气**，味辛辣，嚼之有灼烧感。故本题选C。

40. 解析：茎木类药材一般在秋、冬两季采收，此时有效物质积累丰富，如大血藤、鸡血藤、首乌藤、忍冬藤等。有些木类药材全年均可采收，如苏木、降香、沉香等。故本题选D。

二、配伍选择题

[41-43] 解析：热原的基本性质：①**耐热性**：通常灭菌条件下，热原往往不能被破坏。采用180℃加热3~4小时，250℃加热30~45分钟或650℃加热1分钟可使热原彻底破坏。故41题选A。②**水溶性**：热原能溶于水，其浓缩水溶液往往带有乳光。③**不挥发性**：热原本身不挥发，但因溶于水，在蒸馏时可随水蒸气雾滴进入蒸馏水中，因此蒸馏水器应有完好的隔膜装置，以防热原污染。④**滤过性**：热原体积小，在1~5nm之间，一般滤器均不能将热原除去，即使微孔滤膜也不能将其截留，然而孔径小于1nm的超滤膜可除去绝大部分甚至全部热原。⑤**被吸附性**：热原可以被活性炭、纸浆滤饼等吸附。热原在水溶液中带有电荷，也可被某些离子交换树脂吸附。故42题选E。⑥**其他性质**：热原**能被强酸、强碱破坏，也能被强氧化剂**，如高锰酸钾或过氧化氢等**破坏，超声波及某些表面活性剂也能使之失活**。故43题选C。

[44-45] 解析：甘草在生长初期甘草甜素的含量为6.5%，开花前期为10.5%，开花盛期为4.5%，生长末期为3.5%。故**甘草甜素在开花前期含量最高**。故44题选A。**槐花在花蕾期芦丁的含量最高**可达28%，如已开花，则芦丁含量急剧下降。故45题选D。

[46-48] 解析：麻黄碱和伪麻黄碱为无色结晶，游离麻黄碱含水物熔点为40℃。两者**均具有挥发性**。故46题选A。**小檗碱类生物碱多为季铵碱**，如黄连、黄柏、三颗针中的小檗碱，故47题选C。**氧化苦参碱是苦参碱的N-氧化物**，具半极性配位键。故48题选D。吗啡为酚性生物碱，但难溶于三氯甲烷、乙醚。烟碱属于简单吡啶类，分子小，结构简单，为液体。

[49-51] 解析：试卷附图中，**图3-15**所示的药材是**大血藤**，来源于**木通科**植物。故49题选D。**图3-12**所示的药材是**鸡血藤**，来源于豆科植物。故50题选A。**图3-14**所示的药材是**钩藤**，来源于**茜草科**植物。故51题选C。**图3-13**所示的药材是沉香，来源于瑞香科植物。**图3-16**所示的药材是**槲寄生**，来源于**桑寄生科**植物。

[52-54] 解析：A选项为巴豆苷，属于氮苷。B选项为萝卜苷，属于硫苷。C选

项为牡荆素，属于**碳苷，最难水解**。故52题选C。D选项为山慈菇苷A，属于**酯苷，既能被酸水解，也能被碱水解**。故53题选D。E选项为苦杏仁苷，属于**氰苷，不易结晶，容易水解**。故54题选E。

［55-57］解析：《中国药典》规定药屑及杂质通常不得过3.0%。有些具体品种《中国药典》也做了规定，如**广藿香杂质不得过2.0%**。故55题选A。**金钱草杂质不得过8.0%**等。故56题选B。加辅料炮制的中药饮片中还会残留少量的辅料杂质，如清半夏和姜半夏炮制中均使用了白矾作为辅料，《中国药典》规定**清半夏和姜半夏中白矾含量分别不得过10.0%和8.5%**。故57题选E。

［58-60］解析：**甘草皂苷和甘草次酸**都具有促肾上腺皮质激素（ACTH）样的生物活性，**临床上作为抗炎药使用，并用于治疗胃溃疡**。**三七皂苷**可舒张血管，其中**对冠状动脉的血管舒张作用最强**，并具有一定的血管内皮依赖性；三七皂苷**能改善肠系膜、冠状动脉、肝脏微循环**。**满山红中的杜鹃素是祛痰成分**，临床用于**治疗慢性支气管炎**。故58题选C，59题选A，60题选B。

［61-63］解析：**五倍子在采收加工时应蒸至杀死虫卵或蚜虫**，故61题选A。**茯苓的产地加工方式为发汗，发汗后再晒干或烘干**，故62题选C。**黄连在产地加工时应撞去残留须根**，故63题选B。

［64-65］解析：**经黏膜给药**的剂型：如滴眼剂、滴鼻剂、口腔膜剂、舌下片剂、含漱剂等。故64题选B。**经呼吸道给药的剂型**：如气雾剂、吸入剂等。故65题选E。

［66-68］解析：明胶空心胶囊系用明胶加辅料制成的空心硬胶囊，应符合《中国药典》规定的性状、鉴别和检查项的质量要求。**炽灼残渣：分别不得过2.0%（透明）、3.0%（半透明）与5.0%（不透明）**。故66题选B，67题选C，68题选E。

［69-70］解析：液体制剂分为真溶液、胶体溶液、乳浊液、混悬液四种分散体系，其中，胶体溶液又分为高分子溶液和溶胶，其微粒大小为：**真溶液＜1nm，胶体溶液1～100nm，乳浊液＞100nm，混悬液＞500nm**。故69题选C，70题选B。

［71-73］解析：除另有规定外，**蜜丸和浓缩蜜丸中所含水分不得过15.0%**。故71题选A。**水蜜丸和浓缩水蜜丸不得过12.0%**。故72题选B。**水丸、糊丸、浓缩水丸不得过9.0%**。故73题选C。蜡丸不检查水分。

［74-75］解析：三拗汤，即**麻黄汤去桂枝，属于药物加减变化**。故74题选A。小承气汤与厚朴三物汤，虽均由大黄、枳实、厚朴三味组成，但**小承气汤以大黄四两为君，兼为引经的使药，枳实三枚为臣，厚朴二两为佐**。而厚朴三物汤则以厚朴八两为君，枳实五枚为臣，大黄四两为佐使，**属于药量加减的变化**。故75题选B。

［76-78］解析：麻黄汤中含麻黄、桂枝、杏仁和甘草，现已知**左旋麻黄碱为麻黄止咳平喘的主要有效成分**。故76题选E。**桂皮醛为桂枝挥发油中镇痛、解热的有效成分**。故77题选B。**杏仁苷为杏仁镇咳的有效成分**。故78题选C。甘草中所含的甘草酸具有解毒作用。这些有效成分发挥复合及协同作用，与麻黄

汤治疗头颈强痛、恶寒、发热、咳嗽等是相符的。

［79-81］解析：**马钱子主产于印度、越南、泰国**等国。故79题选D。**西红花主产于西班牙**，意大利、德国、法国、希腊等国亦产。故80题选A。**丁香主产于坦桑尼亚、印度尼西亚**、马来西亚及东非沿岸国家，以桑给巴尔岛产量大，质量佳。故81题选C。

［82-84］解析：**单味药散剂**由一种药物组成，如**川贝散**等。故82题选C。**含液体成分的散剂**，如**蛇胆川贝散**等。故83题选B。**避瘟散**是**含低共熔成分**的散剂。故84题选D。

［85-87］解析：试卷附图中，**图3-17所示的药材是半夏**，类球形，有的稍偏斜，表面白色或浅黄色，顶端有凹陷的茎痕，周围密布麻点状根痕；下面钝圆，较光滑。故85题选B。**图3-18所示的药材是川贝母**，呈类圆锥形或近球形，表面类白色；外层鳞叶2瓣，大小悬殊，大瓣紧抱小瓣，未抱部分呈新月形，习称“怀中抱月”。故86题选D。**图3-19所示的药材是浙贝母**，为完整的鳞茎，呈扁圆形，表面黄棕色至黄褐色，有不规则的皱纹；或表面类白色至淡黄色，较光滑或被有白色粉末。故87题选C。郁金呈长圆形或卵圆形，稍扁，有的微弯曲，两端渐尖，表面灰褐色或灰棕色，具不规则纵皱纹，纵纹隆起处色较浅。知母呈长条状，微弯曲，略扁，偶有分枝，一端有浅黄色的茎叶残痕；表面黄棕色至棕色，上面有一凹沟，具紧密排列的环状节，节上密生黄棕色的残存叶基。

［88-89］解析：试卷附图中，**图3-20所示的药材是黄连（味连）**，有的节间表面平滑如茎秆，习称“**过桥**”。故88题选A。**图3-21所示的药材是白芷**，表面灰黄色至黄棕色，有多数纵皱纹、支根痕及皮孔样横向突起，习称“**疙瘩丁**”。故89题选C。

［90-92］解析：**干鱼腥草**茎呈扁圆柱形，扭曲，表面黄棕色，具纵棱数条；质脆，易折断；气微，**搓碎后有鱼腥气**，味涩。故90题选C。**穿心莲**茎呈方柱形，多分枝，长50~70cm，节稍膨大；质脆，易折断；单叶对生，叶柄短或近无柄；叶片皱缩、易碎，完整者展开后呈披针形或卵状披针形，**气微，味极苦**。故91题选E。**广藿香**茎略呈方柱形，多分枝，枝条稍曲折，表面被柔毛；质脆，易折断，断面中部有髓；**气香特异，味微苦**，故92题选D。薄荷揉搓后有特殊清凉香气，味辛凉；茎呈方柱形，有对生分枝，表面紫棕色或淡绿色，棱角处具茸毛，节间长2~5cm；质脆，断面白色，髓部中空。荆芥茎方柱形，上部有分枝，表面淡黄绿色或淡紫红色，被短柔毛；体轻，质脆，断面类白色；气芳香，味微涩而辛凉。

［93-95］解析：在乙醇浓缩液中加入数倍量乙醚（**醇/醚法**）或丙酮（**醇/丙酮法**），**可使皂苷沉淀析出**。故93题选C。一些**生物碱类化合物**在用酸性水从药材中提出后，加碱调至碱性即可从水中沉淀析出（**酸/碱法**）。故94题选A。在结晶及重结晶过程中**加入活性炭**进行的脱色、脱臭等操作，在物质精制过程中应用很广。**通常拟除去的色素是亲脂性**的，活性炭脱色会有良好的效果。故95题选D。

［96-97］解析：图3-22为商陆，为横切或纵切的不规则块片，厚薄不等；外皮灰黄色或灰棕色；横切片弯曲不平，边缘皱缩；切面浅黄棕色或黄白色，异型维管束隆起，其木部明显，形成数个突起的同心性环轮，习称“**罗盘纹**”。**图3-23为天花粉**，为类圆形、半圆形或不规则形厚片；外表皮黄白色或淡棕黄色。切面可见黄色木质部小孔，略呈放射状排列。**图3-24为龙胆**，呈不规则形的段；根茎呈不规则块片，表面暗灰棕色或深棕色；根圆柱形，表面淡黄色至黄棕色，有的有横皱纹，具纵皱纹。**图3-25为大黄**，呈类圆形或不规则形厚片或块，大小不等；外表皮黄棕色或棕褐色，有纵皱纹及疙瘩状隆起；切面黄棕色至淡红棕色，较平坦，根茎有明显散在或排列成环的**星点**，有空隙。**图3-26为柴胡**，呈不规则厚片；外表皮黑褐色或浅棕色，具纵皱纹和支根痕；切面淡黄色，纤维性。故96题选A，97题选C。

［98-100］解析：**丹参**为唇形科植物丹参的**干燥根及根茎**，故98题选D。**天南星**为天南星科植物天南星、异叶天南星或东北天南星的**干燥块茎**，故99题选C。**知母**为百合科植物知母的**干燥根茎**，故100题选B。

三、综合分析选择题

101．解析：方中**人工牛黄**性效同牛黄，其苦凉清泄，芳香开化，**善清热泻火、解毒消肿**。故本题选C。

102．解析：按用途不同，**片剂辅料可分为稀释剂与吸收剂、湿润剂与黏合剂、崩解剂和润滑剂**。稀释剂与吸收剂统称为填充剂。故本题选D。

103．解析：**冰片、牛黄为贵重药，用量少，冰片具挥发性**，故**以细粉加于干颗粒中**，混匀压片，以保证此二味药在片剂中的含量，有利于发挥药效。故本题选B。

104．解析：滴丸基质有水溶性和非水溶性两大类。**水溶性基质**，常用的有**聚乙二醇类**（如聚乙二醇6000、聚乙二醇4000等）、**泊洛沙姆**、**硬脂酸聚烃氧（40）酯**（商品名S-40）、**明胶**、**甘油明胶**、**硬脂酸钠**等。非水溶性基质，常用的有硬脂酸、单硬脂酸甘油酯、氢化植物油、虫蜡、蜂蜡、十八醇。故本题选A。

105．解析：关于溶散时限，除另有规定外，**小蜜丸、水蜜丸和水丸**应在**1小时**内全部溶散；**浓缩丸和糊丸**应在**2小时**内全部溶散；**滴丸**应在**30分钟**内全部溶散；**包衣滴丸**应在**1小时**内全部溶散；**蜡丸**照崩解时限检查法片剂项下的**肠溶衣片检查法**检查，在盐酸溶液中（9→1000）检查**2小时**，不得有裂缝、崩解或软化现象，再在磷酸盐缓冲液（pH6.8）中检查，**1小时内**应全部崩解。故本题选A。

106．解析：**滴丸中**主药以外的赋形剂称为**基质**。具有以下基本要求：①**熔点较低**，60℃以上能熔成液体，遇骤冷又能凝成固体。②**与主药无相互作用**，不影响主药的疗效和检测。③**对人体安全**，无毒性，无副作用。滴丸基质有水溶性和非水溶性两大类。根据需要，不同基质可配合使用。故本题选B。

107．解析：萘醌化合物从结构上可以有α（1,4）、β（1,2）、α（2,6）三种结构。**紫草素其结构类型为α(1,4)-萘醌**。故本题选D。

108．解析：**《中国药典》采用高效液**

相色谱法测定虎杖药材中大黄素和虎杖苷含量，大黄素不得少于0.60%，虎杖苷不得少于0.15%。故本题选C。

109. 解析：丹参的化学成分主要包括脂溶性成分和水溶性成分两大部分。**脂溶性成分**大多为共轭醌、酮类化合物，如**丹参酮Ⅰ、丹参酮ⅡA、丹参酮ⅡB、隐丹参酮**等。**水溶性成分则包括丹参素、丹酚酸A、丹酚酸B、原儿茶酸、原儿茶醛**等。故本题选E。

110. 解析：具有α-酚羟基或邻二酚羟基的蒽醌类化合物，可与Pb^{2+}、Mg^{2+}等金属离子形成络合物，与Pb^{2+}形成的络合物在一定pH条件下能沉淀析出，**与Mg^{2+}形成的络合物具有一定的颜色**，可用于鉴别。故本题选D。

四、多项选择题

111. 解析：中药传统经验鉴别中对中药质量评价的核心是中药的"**形、色、气、味**"。故本题选ABCD。

112. 解析：生物碱的碱性强弱与其分子中氮原子的杂化方式、电性效应、空间效应以及分子内氢键形成等有关。电性效应：生物碱分子结构中的电性效应（包括诱导效应和共轭效应），能影响氮原子上电子云的分布，因而影响生物碱的碱性大小。供电子诱导效应使氮原子上电子云密度增加，碱性增强；吸电子诱导效应使氮原子上电子云密度减小，碱性减弱。共轭效应：当生物碱分子中氮原子的孤电子对与π电子基团共轭时，一般使生物碱的碱性减弱。故本题选ABCDE。

113. 解析：《中国药典》规定检查甲醇量的制剂有**酒剂、酊剂、流浸膏剂、浸膏剂**。国公酒属于酒剂，藿香正气水属于酊剂，故本题选CE。

114. 解析：断面反映出异常构造的特征，如**大黄的"星点"**（髓部异型维管束）；**牛膝与川牛膝的"筋脉点"**（同心环点状异型维管束）；**何首乌的"云锦状花纹"**（皮部异型维管束）；**商陆的"罗盘纹"**（同心环型异型维管束）等。故本题选ABE。

115. 解析：地黄的处方用名有鲜地黄、生地黄、熟地黄、生地炭和熟地炭。本题应选ACE。

116. 解析：《中国药典》中与纯度相关的检查主要包括杂质检查、水分测定、干燥失重、灰分测定、色度检查、酸败度测定等，并已成为中药质量评价中的常规检查项。《中国药典》规定的灰分测定法有两种：总灰分测定法和酸不溶性灰分测定法。故本题选ABCD。

117. 解析：藿香正气水属于**酊剂**，按照《中国药典》规定的方法检查，**乙醇量**应符合规定。含有乙醇的流浸膏剂的乙醇量、甲醇量应符合规定，**当归流浸膏**的处方中含有适量70%的**乙醇，颠茄浸膏**的处方中含有适量85%的**乙醇**。故本题选BDE。

118. 解析：膜剂的成膜材料及其他辅料应**无毒、无刺激性；性质稳定、与药物不起作用；对机体的生理功能无不良影响；成膜性和脱膜性均应良好，制成的膜应具有一定的韧性**。故本题选ABCD。

119. 解析：海螵蛸为乌贼科动物无针乌贼或金乌贼的**干燥内壳**，药用部位为**贝壳。僵蚕**为蚕蛾科昆虫家蚕的4～5龄幼虫因感染（或人工接种）白僵菌而致死的干燥体，药用部位为动物的病理产物。药用部位为动物脏器类的有：哈蟆油、鸡内金、鹿鞭、海狗肾、水獭肝、刺猬皮等。故本题应选ADE。

120. 解析：环糊精包合物可以提高药物的稳定性、增加药物的溶解度、减少药物的刺激性，掩盖不良臭味、调节药物的释放速度、使液体药物粉末化而便于制剂。故本题选ABC。

模拟试卷（四）参考答案

题号	1	2	3	4	5	6	7	8	9	10
答案	D	C	E	B	A	E	A	D	A	C
题号	11	12	13	14	15	16	17	18	19	20
答案	E	D	B	D	B	A	C	A	D	B
题号	21	22	23	24	25	26	27	28	29	30
答案	A	C	E	C	B	D	C	B	A	D
题号	31	32	33	34	35	36	37	38	39	40
答案	B	B	A	B	C	B	A	D	D	A
题号	41	42	43	44	45	46	47	48	49	50
答案	E	C	D	B	C	B	A	E	D	A
题号	51	52	53	54	55	56	57	58	59	60
答案	C	C	D	A	B	B	E	A	D	A
题号	61	62	63	64	65	66	67	68	69	70
答案	E	A	D	B	A	C	B	A	E	B
题号	71	72	73	74	75	76	77	78	79	80
答案	D	B	A	B	B	E	C	C	D	A
题号	81	82	83	84	85	86	87	88	89	90
答案	B	E	D	A	B	B	E	A	C	B
题号	91	92	93	94	95	96	97	98	99	100
答案	A	D	A	B	D	C	D	A	C	E
题号	101	102	103	104	105	106	107	108	109	110
答案	A	C	E	B	A	E	A	D	B	D
题号	111	112	113	114	115	116	117	118	119	120
答案	ABD	AC	ABCE	ABCDE	CE	BCDE	AD	ABCD	AE	ABCD

模拟试卷（四）全解

一、最佳选择题

1. 解析：图4-1是天冬，为百合科植物**天冬**的**干燥块根**。饮片类圆形或不规则形的片；外表面黄白色至淡黄棕色，半透明，光滑或具深浅不等的纵皱纹，偶有残存的灰棕色外皮；质硬或柔润，有黏性；切面角质样，中柱黄白色。故本题选D。

2. 解析：中药功效的用语大多采用动宾短语结构构成的词组。其中，**对初级功效的表述**，常常与病证或症状等相对应，所用语句**多为动词加疾病名称构成**的词组，如“**已心痛**”“**已疥**”“**截疟**”“**治瘘**”“**治皮胀**”“**主寒热、疝瘕、头风、目黄、耳聋**”“**延年**”等。故本题选C。

3. 解析：**酊剂和酒剂的成品均应测定含醇量**，故本题选E。A选项中酊剂以乙醇为溶剂，酒剂的溶剂种类较多。B选项中，酊剂可用溶解法、稀释法、浸渍法或渗漉法制备，酒剂通常用浸渍法、渗漉法或其他适宜方法制备。C选项中，除另有规定外，酊剂每100ml相当于原饮片20g；含有毒性药的酊剂，每100ml应相当于原饮片10g。D选项中，酒剂每1ml相当于原饮片2～5g是不正确的。

4. 解析：**中药材产地加工的目的**：①**除去杂质及非药用部位，保证药材的纯净度**。②按《中国药典》的规定进行加工或修制，使药材尽快灭活，干燥，**保证药材质量**。③降低或消除药材的毒性或刺激性，**保证用药安全**。④**有利于药材商品规格标准化**。⑤**有利于包装**、运输与贮藏。故本题选B。

5. 解析：**芒硝**的主要成分为$Na_2SO_4·10H_2O$。朱砂的主要成分为HgS。硫黄的主要成分为S。石膏的主要成分为$CaSO_4·2H_2O$。自然铜的主要成分为FeS_2。故本题选A。

6. 解析：**金银花、槐米、丁香**在**花含苞待放时**采收，**洋金花**在**花开时**采摘，**西红花**在**花盛开时**采收。故本题选E。

7. 解析：《中国药典》规定，检查千里光中的毒性成分用**高效液相色谱-质谱法**。故本题选A。

8. 解析：提高中药制剂稳定性的方法包括延缓药物水解的方法及防止药物氧化的方法。其中**延缓药物水解**的方法**包括调节pH、降低温度、改变溶剂、制成干燥固体**。故本题选D。

9. 解析：牛黄具有解痉作用，其对**平滑肌的松弛作用**主要由**去氧胆酸**引起。故本题选A。

10. 解析：**亲水性生物碱包括**：①**季铵型生物碱**，这类生物碱为离子型化合物，易溶于水和酸水，可溶于甲醇、乙醇及正丁醇等极性较大的有机溶剂，难溶于亲脂性有机溶剂。②**含Ⅳ-氧化物结构的生物碱**，类生物碱具配位键结构，可溶于水，如**氧化苦参碱**。③**小分子生物碱**，少数分子较小而碱性较强的生物碱，既可溶于水，也可溶于三氯甲烷，如**麻黄碱、烟**

碱等。④**酰胺类生物碱**，由于酰胺在水中可形成氢键，所以在水中有一定的溶解度，如**秋水仙碱**。氧化苦参碱是含有Ⅳ-氧化物的生物碱，具有配位键，可溶于水。故本题选C。

11. 解析：薄荷醇为无色针状或棱柱状结晶，或白色结晶状粉末，微溶于水，**易溶于乙醇**、三氯甲烷、乙醚和液状石蜡等，可作为芳香药、调味品及祛风药。莪术醇**对光、热不稳定**。艾叶有**抗菌**作用。艾叶油对链球菌、金黄色葡萄球菌等有抑制作用。故本题选E。

12. 解析：麻黄生物碱具有兴奋中枢神经系统及强心、升高血压的作用，因此用量过大（治疗量的5～10倍）或急性中毒者，可引起**头痛、烦躁、失眠、心悸、大汗不止、体温及血压升高、心动过速、心律失常、呕吐、昏迷、惊厥、呼吸及排尿困难、心室纤颤**等症状，甚至**心肌梗死或死亡**。故本题选D。

13. 解析：**香加皮**中强心苷的毒性表现：香加皮有一定毒性，杠柳毒苷是香加皮毒性的主要来源，香加皮生药制剂给猫灌胃1g/kg可致死。**中毒后血压先升而后下降，心收缩力增强，继而减弱，心律不齐，乃至心肌纤颤而死亡**。故本题选B。

14. 解析：由于**花青素及部分橙酮、查耳酮**等在浓盐酸中也会发生色变，故需预先做空白对照实验（即在供试液中仅加入浓盐酸进行观察）。故本题选D。

15. 解析：**图4-3所示的药材为杜仲**，呈板片状或两边稍向内卷，大小不一，厚0.3~0.7cm；外表面淡灰棕色或灰褐色，有明显的皱纹或纵裂槽纹，**断面有细密、银白色、富弹性的橡胶丝相连**。故本题选B。图4-2所示的药材为绵马贯众，呈长倒卵形，略弯曲，上端钝圆或截形，下端较尖，有的纵剖为两半，表面黄棕色至黑褐色，密被排列整齐的叶柄残基及鳞片，并有弯曲的须根。图4-4所示的药材为商陆，为横切或纵切的不规则块片，厚薄不等；外皮灰黄色或灰棕色；横切片弯曲不平，边缘皱缩；切面浅黄棕色或黄白色，异型维管束隆起，其木部明显，形成数个突起的同心性环轮，习称“罗盘纹”。图4-5所示的药材为川乌，呈不规则圆锥形，稍弯曲，顶端常有残茎，中部多向一侧膨大，表面棕褐色或灰棕色，皱缩，有小瘤状侧根及子根脱离后的痕迹。图4-6所示的药材为黄芪，呈圆柱形，有的有分枝，上端较粗，表面淡棕黄色或淡棕褐色，有不整齐的纵皱纹或纵沟。

16. 解析：**常用河砂烫炒**的药物有**穿山甲、骨碎补、狗脊、龟甲、鳖甲、马钱子、鸡内金**等。蛤粉与药物共制可除去药物的腥味，增强疗效，主要用于烫制阿胶。常用麦麸制的药物有枳壳、枳实、僵蚕、苍术、白术等。常用米制的药物有党参、斑蝥、红娘子等。常用滑石粉烫炒的药物有刺猬皮、鱼鳔胶等。故本题选A。

17. 解析：《中国药典》以总黄酮醇苷和萜类内酯为指标成分对银杏叶进行含量测定。《中国药典》以葛根素为指标成分对葛根进行含量测定，要求含葛根素不得小于2.4%。**《中国药典》以总黄酮和芦丁为指标成分对槐米或槐花进行含量测定**。要求槐花总黄酮（以芦丁计）不少于8.0%，槐米总黄酮不少于20.0%。《中国药典》以黄芩苷为指标成分对黄芩进行含量测定，要求药材含量不得少于9.0%，饮片含量不得少于8.0%。《中国药典》以橙皮苷为指标成分对陈皮进行含量测定。故本题选C。

18. 解析：焦槟榔和炒槟榔作用相似，**长于消食导滞**。用于食积不消，泻痢后重。但炒槟榔较焦槟榔作用稍强，而克伐正气的作用也略强于焦槟榔，一般身体素质稍强者可选用炒槟榔，身体素质较差者可选用焦槟榔。故本题选A。

19. 解析：防己，体重，质坚实，断面平坦，灰白色，富粉性，有排列较稀疏的放射状纹理。雅连，多为单枝，略呈圆柱形，微弯曲，"过桥"较长。顶端有少许残茎。云连，弯曲呈钩状，多为单枝，较细小。**味连，多分枝，常弯曲，集聚成簇，形如鸡爪，表面灰黄色或黄褐色，粗糙，有不规则结节状隆起、须根及须根残基，有的节间表面平滑如茎秆，习称"过桥"**。上部多残留褐色鳞叶，顶端常留有残余的茎或叶柄。质硬，断面不整齐，皮部橙红色或暗棕色，木部鲜黄色或橙黄色，呈放射状排列，髓部有的中空。延胡索，表面黄色或黄褐色，有不规则网状皱纹，顶端有略凹陷的茎痕，底部常有疙瘩状突起。质硬而脆，断面黄色，角质样，有蜡样光泽。故本题选D。

20. 解析：确证**木栓化或角质化细胞壁**时，加入**苏丹Ⅲ试液**，稍放置或微热，若呈**橘红色至红色**即证明有木栓化或角质化细胞壁。故本题选B。钌红试液在检查黏液时使用，含黏液时显红色。检查木质化细胞壁时，加间苯三酚试液1～2滴，稍放置后加盐酸1滴，因木化程度不同，显红色或紫红色。氯化锌碘试液检查纤维素细胞壁时使用，检查时加氯化锌碘试液，或先加碘试液润湿后，稍放置，再加硫酸溶液（33→50），显蓝色或紫色。三氯化铁试液在沉淀反应中使用，可检查某些药材中是否含铁。

21. 解析：合剂的质量要求：合剂若加蔗糖，除另有规定外，含糖量一般不高于**20%（g/ml）**。合剂所加的山梨酸和苯甲酸的用量不得超过0.3%，羟苯酯类的用量不得超过0.05%。在贮存期间不得有发霉、酸败、异物、变色、产生气体或其他变质现象，允许有少量摇之易散的沉淀。除另有规定外，合剂应澄清。故本题选A。

22. 解析：凝胶色谱法也称凝胶过滤法、凝胶渗透色谱、分子筛过滤或排阻色谱，是根据**物质分子大小差别**进行分离。故本题选C。

23. 解析：注射剂的质量要求包括：无菌、无热原、澄明度、安全性、pH、渗透压、稳定性等。C选项注射剂不得有肉眼可见的异物，是对澄明度的要求。D选项不能有组织刺激性和毒性反应，是对安全性的要求。**注射剂只要求与血浆等渗而没有要求等张**。故本题选E。

24. 解析：明胶空心胶囊应**在10分钟**内全部溶化或崩解，故本题选C。

25. 解析：蜜丸系指饮片细粉以炼蜜为黏合剂制成的丸剂。其中每丸重量在0.5g（含0.5g）以上的称大蜜丸，每丸重量在0.5g以下的称小蜜丸。**水蜜丸系指饮片细粉以炼蜜和水为黏合剂制成的丸剂**。浓缩丸系指饮片或部分饮片提取浓缩后，与适宜的辅料或其余饮片细粉，以水、炼蜜或炼蜜和水为黏合剂制成的丸剂。滴制丸（滴丸）系指用滴制法制成的丸剂，系指原料药与适宜的基质加热熔融混匀，滴入不相混溶、互不作用的冷凝介质制成的球形或类球形制剂。蜡丸系指饮片细粉以蜂蜡为黏合剂制成的丸剂。故本题选B。

26. 解析：果实类中药，须去瓤用于临床，去瓤的主要目的在于除去药材中的质次部位以纯净药材，使用量准确，便于贮存，免除胀气等副作用。需去瓤的药材有枳壳、化橘红、瓜蒌皮等。**山茱萸、诃子、龙眼肉**等中药，由于有效成分主要分布在果肉（或假种皮）部分，核不仅有效成分含量较低，而且在药材中占的比例又很大，故**须去核（或种子）取肉（或假种皮）**。部分叶类药材如枇杷叶下表面密被绒毛，可在产地采摘后趁鲜用棕刷刷去绒毛。故本题选D。

27. 解析：将含**甾体皂苷**样品的三氯甲烷溶液滴在滤纸上，加**三氯乙酸**试液1滴，**加热至60℃**，生成**红色渐变为紫色**。在**同样条件下三萜皂苷**必须**加热至100℃**才能显色，**也生成红色渐变为紫色**。其他选项中，Liebermann反应、α萘酚-浓硫酸反应二者均阳性；$FeCl_3$反应、五氯化锑反应二者均阳性，无法鉴别二者。故本题选C。

28. 解析：软膏剂系指原料药物与油脂性或水溶性基质混合制成的均匀的半固体外用制剂。**根据基质组成不同，可分为油脂性基质软膏和水溶性基质软膏**。理想的基质应：①具有适宜的黏度，易于涂布于皮肤或黏膜。②作为药物的良好载体，能与药物的水溶液或油溶液互相混合，有利于药物的释放和吸收。③性质稳定，与药物无配伍禁忌。④无刺激性和过敏性，不影响皮肤的正常功能与伤口愈合。⑤易清洗，不污染衣物。软膏剂应均匀、细腻，含饮片细粉的软膏剂粒度应符合要求，不得检出大于180μm的粒子。故本题选B。

29. 解析：强心苷大多是低聚糖苷，少数是单糖苷或双糖苷。通常按糖的种类以及和苷元的连接方式，分为以下三种类型。Ⅰ型：苷元-（2,6-二去氧糖）$_x$-（*D*-葡萄糖）$_y$，如紫花洋地黄苷A。Ⅱ型：苷元-（6-去氧糖）$_x$-（*D*-葡萄糖）$_y$，如黄夹苷甲。**Ⅲ型：苷元-（*D*-葡萄糖）$_y$**，如绿海葱苷。故本题选A。

30. 解析：**冰糖可增加胶剂的透明度和硬度**，并有**矫味**作用，可用白糖代替。明矾可沉淀胶液中的泥沙杂质，增加胶剂的透明度。故本题选D。

31. 解析：**焦麦芽**性偏温而味微甘、微涩，**增强了消食化滞、止泻的作用**。故本题选B。

32. 解析：**图4-7是沙苑子**。为豆科植物扁茎黄芪的干燥成熟种子。主产于陕西、山西等地。药材略呈圆肾形而稍扁，表面绿褐色至灰褐色，光滑，边缘一侧微凹处具圆形种脐。质坚硬，不易破碎。除去种皮，有淡黄色子叶2片，胚根弯曲。气微，味淡，嚼之有豆腥味。故本题选B。

33. 解析：**厚朴以皮厚、肉细、油性足、内表面色紫棕而有发亮结晶物、香气浓者为佳**，故本题选A。肉桂以不破碎、体重、外皮细、肉厚、断面色紫、油性大、香气浓厚、味甜辣、嚼之渣少者为佳。合欢皮以内表面淡黄棕色或黄白色、气微香者为佳。地骨皮以内表面黄白色至灰黄色者为佳。香加皮以内表面淡黄色或淡黄棕色者为佳。

34. 解析：在黄芪及其同属近缘植物中共分离出40余种**三萜皂苷**。其中，**黄芪甲苷**是黄芪中主要生理活性成分，具有抗炎、降压、镇痛、镇静的作用，并能促进再生肝脏DNA合成和调节机体免疫力的功能。故本题选B。

35. 解析：①**大青叶**为十字花科植物菘蓝的干燥叶，主产于河北、江苏、安徽、河南等省。完整的叶片展平后呈长椭圆形至长圆状倒披针形，长5～20cm，宽26cm；上表面暗灰绿色，有的可见色较深稍突起的小点；先端钝，全缘或微波状，基部狭窄下延至叶柄呈翼状；叶柄长4～10cm，淡棕黄色。质脆。气微，味微酸、苦、涩。②**蓼大青叶**为蓼科植物蓼蓝的干燥叶，主产于河北安国、山东、辽宁、山西等地。叶多皱缩、破碎。完整者展平后呈椭圆形，长3～8cm，宽2～5cm，蓝绿或蓝黑色，先端钝，基部渐狭，全缘。叶脉浅黄棕色，于下表面略突起。叶柄扁平，偶带膜质托叶鞘。质脆。气微，味微涩而稍苦。故本题选C。

36. 解析：**图4-8所示的药材为红花。图4-9所示的药材为西红花**，取本品浸水中，可见**橙黄色呈直线下降**，并逐渐扩散，**水被染成黄色，无沉淀**。柱头呈喇叭状，有短缝；在短时间内，用针拨之不破碎。故本题选B。**图4-10所示的药材为菊花。图4-11所示的药材为金银花。图4-12所示的药材为槐花。**

37. 解析：**广地龙主产于广东、海南、广西、福建。沪地龙主产于上海、浙江、江苏、安徽等地**。故本题选A。

38. 解析：《**神农本草经**》序例部分简要地总结了药物的四气五味、有毒无毒、配伍法度、服药方法、剂型选择等基本原则，**初步奠定了中药学的理论基础**。《本草经集注》第一次全面系统地整理、补充了《神农本草经》，反映了魏晋南北朝时期的本草学成就，初步确立了综合性本草著作的编写模式。《经史证类备急本草》图文对照，方药并收，医药结合，资料翔实，集宋以前本草之大成，使大量古代文献得以保存，具有极高的学术价值和文献价值。《新修本草》是我国历史上第一部官修药典性本草，并被今人誉为世界上第一部药典。《本草纲目》集我国16世纪以前药学成就之大成，将本草学的发展提高到了一个空前的高度，而且在生物、化学、天文、地理、地质、采矿等方面也有突出的成就，对世界医药学和自然科学的许多领域做出了举世公认的卓越贡献。故本题选D。

39. 解析：砂炒的目的：①增强疗效，便于调剂和制剂，如狗脊、穿山甲等。②降低毒性，如马钱子等。③**便于去毛**，如**骨碎补**等。④矫臭矫味，如鸡内金、脐带等。故本题选D。

40. 解析：**干燥的目的是除去新鲜药材中的大量水分，避免发霉、变色、虫蛀以及有效成分的分解和破坏**，保证药材质量，利于贮藏。故本题选A。

二、配伍选择题

［41-43］解析：**连续回流提取法**：弥补了回流提取法中溶剂消耗量大，操作麻烦的不足，实验室常用**索氏提取器**来完成本法操作、但此法耗时较长。故41题选E。**渗漉法**：是不断向粉碎的中药材中添加新鲜浸出溶剂，使其渗过药材，从渗

漉筒下端出口流出浸出液的一种方法。但该法**不需要加热，消耗溶剂量大，费时长，操作比较麻烦**。故42题选C。**超声提取法**：采用超声波辅助溶剂进行提取的方法。超声波是一种弹性机械振动波，它是指传播的振动频率在弹性介质中高达20kHz的一种机械波。由于超声波可产生高速、强烈的空化效应和搅拌作用，因此**能破坏植物药材的细胞，使提取溶剂能渗透到药材的细胞中**，从而加速药材中的有效成分溶解于溶媒中，**提高有效成分的提取率**。超声波提取不会改变有效成分的化学结构，并可缩短提取时间，提高提取效率，为有效成分的提取常用方法之一。故43题选D。

［**44–45**］**解析**：怀药，主产地河南，**“四大怀药”——地黄、牛膝、山药、菊花**，故44题选B。浙药，主产于浙江，**“浙八味”——浙贝母、白术、延胡索、山茱萸、玄参、杭白芍、杭菊花、杭麦冬**，故45题选C。

［**46–48**］**解析**：**广金钱草**，茎呈圆柱形，长可达1m；密被黄色伸展的短柔毛；质稍脆，断面中部有髓。**叶互生，小叶1或3，圆形或矩圆形**，直径2~4cm；先端微凹，基部心形或钝圆，全缘；**上表面黄绿色或灰绿色，无毛，下表面具灰白色紧贴的绒毛**，侧脉羽状；叶柄长1~2cm；托叶1对，披针形，长约0.8cm。气微香，味微甘。故46题选B。**金钱草**，常缠结成团，无毛或被疏柔毛。茎扭曲，表面棕色或暗棕红色，有纵纹，下部茎节上有时具须根，断面实心。**叶对生，多皱缩，展平后呈宽卵形或心形**，长1~4cm，宽1~5cm，基部微凹，全缘；**上表面灰绿色或棕褐色，下表面色较浅，主脉明显突起，用水浸后，对光透视可见黑色或褐色条纹**；叶柄长1~4cm。有的带花，花黄色，单生叶腋，具长梗。蒴果球形。气微，味淡。故47题选A。**紫花地丁**，多皱缩成团。主根长圆锥形，直径1~3mm；淡黄棕色，有细纵皱纹。**叶基生，灰绿色，展平后叶片呈披针形或卵状披针形**，长1.5~6cm，宽1~2cm；**先端钝，基部截形或稍心形，边缘具钝锯齿，两面有毛**；叶柄细，长2~6cm，上部具明显狭翅。花茎纤细；花瓣5，紫堇色或淡棕色；花距细管状。**蒴果椭圆形或3裂，种子多数**，淡棕色。气微，味微苦而稍黏。故48题选E。

［**49–51**］**解析**：**A选项为连翘酯苷A**，为《中国药典》中**连翘**的质量控制成分之一。故50题选A。**B选项为邪蒿内酯**。**C选项为异嗪皮啶**，为《中国药典》中**肿节风**的质量控制成分之一。故51题选C。**D选项为杜鹃素**，为《中国药典》中**满山红**的质量控制成分之一。故49题选D。**E选项为伞形花内酯**。

［**52–53**］**解析**：①**β–果糖苷水解酶**：如**转化糖酶**，可以水解β–果糖苷键而保存其他苷键结构。故52题选C。②**α–葡萄糖苷水解酶**：如**麦芽糖酶**。③**β–葡萄糖苷水解酶**：如**杏仁苷酶**，可以水解一般β–葡萄糖苷键和有关六碳醛糖苷键，专属性较低。故53题选D。

［**54–55**］**解析**：**Gregory–Pascoe反应**是取1ml胆汁加6ml 45%硫酸及1ml 0.3%糠醛，密塞振摇后在65℃水浴中放置30分钟，溶液显蓝色。该反应可**用于胆酸的含量测定**。故54题选A。**Hammarsten反应**是用20%的铬酸溶液（将20g CrO_3置于少量水中，加乙酸至100ml）溶解少量样品，温热，**胆酸显紫色，鹅去氧胆酸不显色**。

故55题选B。Gibb’s反应和Emerson反应为香豆素的显色反应，Feigl反应为醌类的显色反应。

［56–58］解析：质地松软、水分易渗入、有效成分易溶于水及芳香药材，用**清水洗涤或快速洗涤药物**的方法，如**五加皮、瓜蒌皮**等。故56题选B。**润法**适用于有效成分易溶于水的药材或质地较坚硬的药材。质地特别坚硬的药物，一次不易润透，需反复闷润才能软化，如**大黄、何首乌、泽泻、槟榔**等。故57题选E。气味芳香、质地疏松的全草类、叶类、果皮类和有效成分易随水流失的药材，**用清水喷淋或浇淋的方法**，如**薄荷、荆芥、枇杷叶、陈皮**等。故58题选A。

［59–60］解析：**图4–13所示药材是槟榔**，为棕榈科植物槟榔的**干燥成熟种子**。故59题选D。**图4–14所示药材是砂仁**，为姜科植物阳春砂、绿壳砂或海南砂的**干燥成熟果实**。故60题选A。

［61–63］解析：药物经姜汁制后能**抑制其寒性，增强疗效，降低毒性**。故61题选E。药物经酒制后，**有助于有效成分溶出而增加疗效**。故62题选A。用**蜂蜜**炮制药物，能与药物起**协同作用，增强药物疗效或起解毒、缓和药物性能、矫味矫臭**等作用。故63题选D。

［64–65］解析：**等张溶液**系指**与红细胞膜张力相等**的溶液，故64题选B。血浆冰点为–0.52℃，根据物理化学原理，任何溶液其**冰点降低到–0.52℃，即与血浆等渗**，故65题选A。

［66–68］解析：不宜制成胶囊剂的药物：①**药物的水溶液或稀乙醇溶液**，可使胶囊壁**溶化**。故68题选A。②**刺激性强**的易溶性药物，因其在胃中溶解后局部浓度过高而对胃黏膜产生较强刺激性。③**易风化**的药物，可使胶囊壁**软化**。故67题选B。④**吸湿性强**的药物，可使胶囊壁**干燥变脆**。故66题选C。

［69–71］解析：肠溶颗粒系指采用肠溶材料包裹颗粒或其他适宜方法制成的颗粒剂。**肠溶颗粒应进行释放度检查**，故69题选E。混悬颗粒系指难溶性原料药物与适宜辅料混合制成的颗粒剂。临用前加水或其他适宜的液体振摇即可分散成混悬液。**除另有规定外，混悬颗粒剂应进行溶出度检查**，故70题选B。**将单剂量颗粒或加适宜辅料压制成的块状物称为块状颗粒剂（习称块状冲剂）**，故71题选D。

［72–74］解析：**煎膏剂**系指饮片用水**煎煮**，取煎煮液**浓缩**，加**炼蜜或糖（或转化糖）**制成的**半流体制剂**，俗称**膏滋**。故72题选B。**糖浆剂**含蔗糖量应不低于45%（g/ml）。故73题选A。**煎膏剂**多以**滋补**为主，兼有缓和的治疗作用，是滋补、防衰老、治疗慢性病的传统剂型之一。故74题选B。

［75–77］解析：**酸**能收、能涩，有**收敛固涩**等作用。**辛**能散、能行，有**发散、行气、活血**等作用。故75题选B。**甘**能补、能缓、能和，有**补虚、和中、缓急、调和药性**等作用。**咸**能软、能下，有**软坚散结、泻下通便**等作用。故76题选E。**苦**能泄、能燥、能坚，有**通泄、降泄、清泄、坚阴、坚厚肠胃**等作用。故77题选C。

［78–80］解析：除另有规定外，药材原粉片6片均应在**30分钟**内全部崩解。故78题选C。**浸膏（半浸膏）片、糖衣片**

各片均应在**1小时**内全部崩解。故79题选D。**薄膜衣片**在盐酸溶液（9→1000）中检查，化药片应在**30分钟**内全部崩解，**中药片**应在**1小时**内全部崩解。**舌下片**各片均应在**5分钟**内全部崩解并溶化。故80题选A。**可溶片**各片均应在**3分钟**内全部崩解并溶化。

［**81-82**］**解析**：**相恶**：即两药合用，一种药物能使另一种药物原有功效降低，甚至丧失。如**人参恶莱菔子**，因莱菔子能削弱人参的补气作用。故81题选B。**相反**：即两种药物合用，能产生或增强毒害反应。如**乌头反半夏**、**甘草反甘遂**等。故82题选E。

［**83-85**］**解析**：有的饮片外表面显得较为光滑；有的饮片外表面显得较为粗糙，有时**呈鳞片状剥落**，如**苦参饮片**；根茎类饮片如黄连、石菖蒲、香附等的饮片外表面有环状横纹、须根及鳞叶残痕。双子叶植物根、根茎、茎有环状形成层和放射状环列的维管束，饮片切面显环纹和放射状纹理，如**黄芪**、**板蓝根**、**桔梗饮片**切面皮部白色，木部黄色，习称**"金井玉栏"**；放射状纹理的密疏形成了"菊花心"，如黄芪、甘草饮片等;或**"车轮纹"**，如**防己**、**大血藤饮片**。故83题选D，84题选A，85题选B。

［**86-87**］**解析**：半夏的炮制方法为复制法。**六神曲的炮制方法为发酵法**，故86题选B。麦芽的炮制方法为发芽法。巴豆的炮制方法为制霜法。**芒硝的炮制方法为提净法**。故87题选E。

［**88-89**］**解析**：**图4-15为粉葛**，粉葛呈不规则的厚片或立方块状。外表面黄白色或淡棕色；切面黄白色，横切面有时可见由纤维形成的浅棕色同心性环纹，纵切面可见由纤维形成的数条纵纹。故88题选A。**图4-16为鸡内金**，鸡内金表面暗黄褐色至焦黄色，用放大镜观察，显颗粒状或微细泡状，轻折即断，断面有光泽。故89题选C。

［**90-92**］**解析**：试卷附图中，**图4-17所示的药材为僵蚕**，略呈圆柱形，多弯曲皱缩，表面灰黄色，被有白色粉霜状的气生菌丝和分生孢子。故91题选A。**图4-18所示的药材为冬虫夏草**，由虫体与从虫体头部长出的真菌子座相连而成，虫体似蚕；表面深黄色至黄棕色，头部红棕色；足8对，中部4对较明显；子座细长圆柱形，表面深棕色至棕褐色，有细纵皱纹，上部稍膨大；质柔韧，断面类白色。故90题选B。**图4-19所示的药材为蒲公英**，呈皱缩卷曲的团块，根呈圆锥形，多弯曲，表面棕褐色，抽皱；根头部有棕褐色或黄白色的茸毛，有的已脱落。**图4-20所示的药材为茯苓**，呈类球形、椭圆形、扁圆形或不规则团块，大小不一；外皮薄而粗糙，棕褐色至黑褐色，有明显的皱缩纹理。故92题选D。**图4-21所示的药材为大蓟**，茎呈圆柱形，表面绿褐色或棕褐色，有数条纵棱，被丝状毛；断面灰白色，髓部疏松或中空。

［**93-95**］**解析**：试卷附图中，**图4-22所示的药材为朱砂，条痕红色至褐红色**，故93题选A。**图4-23所示的药材为自然铜，条痕绿黑色或棕红色**，故94题选B。雄黄条痕淡橘红色。**图4-24所示的药材为硫黄、条痕淡黄色**，故95题选D。赭石条痕樱红色或红棕色，炉甘石、滑石、石膏和芒硝条痕白色。

［**96-97**］**解析**：**煎煮法**是中药材加

入水浸泡后加热煮沸，将有效成分提取出来的方法。此法简便，但含挥发性成分或有效成分遇热易分解的中药材不宜用此法。故96题选C。**回流提取法**是用易挥发的有机溶剂加热回流提取中药成分的方法，但对热不稳定的成分不宜用此法，且溶剂消耗量大，操作麻烦。故97题选D。

［98-100］**解析**：**麝香仁**野生者质软，油润，疏松；其中呈不规则圆球形或颗粒状者习称“**当门子**”。故98题选A。**牛黄**表面黄红色至棕黄色，有的表面挂有一层黑色光亮的薄膜，习称“**乌金衣**”。故99题选C。**花鹿茸**呈圆柱状分枝，具1个分枝者习称“**二杠**”，主枝习称“**大挺**”，长17～20cm，锯口直径4～5cm，离锯口约1cm处分出侧枝，习称“**门庄**”，长9～15cm，直径较大挺略细。故100题选E。

三、综合分析选择题

101. 解析：附加剂**硫代硫酸钠**在组方中为**抗氧剂**。故本题选A。

102. 解析：**板蓝根**主产于**河北**、江苏、河南、安徽。此外，全国许多地区均有栽培。故本题选C。

103. 解析：甾体是广泛存在于自然界中的一类天然化学成分，包括植物甾醇、胆汁酸、C21甾类、昆虫变态激素、强心苷、甾体皂苷、甾体生物碱、蟾毒配基等。处方中**胆酸**的化学结构类型属于**甾体**。故本题选E。

104. 解析：《中国药典》以**乌头碱、次乌头碱、新乌头碱**作为**川乌**的指标成分进行定性鉴定和含量测定。由于C_{14}和C_8的羟基常和乙酸、苯甲酸结合成酯，故称它们为二萜双酯型生物碱。故本题选B。

105. 解析：醋乳香炮制方法：取净乳香，置炒制容器内，用文火加热，炒至冒烟，表面微熔，喷淋定量的米醋，边喷边炒至表面油亮光泽时，迅速取出，摊开放凉。**每100kg乳香，用米醋5kg**。故本题选A。

106. 解析：蜜丸每丸重量在0.5g以上（含0.5g）的称大蜜丸。除另有规定外，蜜丸和浓缩蜜丸中所含水分不得过15.0%。除另有规定外，大蜜丸及研碎、嚼碎后或用开水、黄酒等分散后服用的丸剂不检查溶散时限。蜜丸蔗糖和麦芽糖分别不得过5.0%，含果糖和葡萄糖的总量不得少于60.0%，果糖和葡萄糖的比值不得小于1.0。除另有规定外，丸剂应密封贮存，防止受潮、发霉、虫蛀、变质。**大蜜丸的重量差异按《中国药典》通则规定的检查方法检查，应符合规定**。故本题选E。

107. 解析：**A选项为小檗碱，为黄连抗菌的主要成分**。B选项为异汉防己甲素，C选项为樟柳碱，D选项为东莨菪碱，E选项为雷公藤碱。故本题选A。

108. 解析：**小檗碱**属于**异喹啉类生物碱**中的原小檗碱类，由两个异喹啉环稠合而成。故本题选D。

109. 解析：生物碱沉淀试剂的种类很多，**常用的生物碱沉淀试剂有碘化铋钾试剂、碘化汞钾试剂、碘-碘化钾试剂、硅钨酸试剂、饱和苦味酸试剂、雷氏铵盐试剂**，故本题选B。

110. 解析：生物碱在植物体内，除了以酰胺形式存在的生物碱外，仅少数碱性极弱的生物碱以游离形式存在，如那可丁。**绝大多数生物碱是以有机酸盐形式**

存在，如枸橼（柠檬）酸盐、草酸盐、酒石酸盐等。少数以无机酸盐形式存在，如盐酸小檗碱、硫酸吗啡等。尚有极少数以*N*-氧化物、生物碱苷等形式存在。故本题选D。

四、多项选择题

111. 解析：**酒炙大黄**其苦寒泻下作用稍缓，并借酒升提之性，**引药上行**，善清上焦血分热毒。**酒炙黄连**能**引药上行**，缓其寒性，善清头目之火。酒炙当归，增强活血通经、祛瘀止痛的作用。**酒川芎**能**引药上行**，增强活血行气止痛作用。酒白芍，酸寒伐肝之性降低，入血分，善于调经止血，柔肝止痛，用于肝郁血虚，胁痛腹痛，月经不调，四肢挛痛。故本题选ABD。

112. 解析：**环烯醚萜苷**的理化性质：环烯醚萜类化合物大多数为白色结晶或粉末（极少为液态），分子中C-1、C-5、C-8、C-9多形成手性碳原子，故多具有**旋光性**，**味苦或极苦**，故A和C选项正确。环烯醚萜类化合物多连有极性官能团，故偏亲水性，易溶于水和甲醇，可溶于乙醇、丙酮和正丁醇，**难溶于**三氯甲烷、乙醚和苯等亲脂性有机溶剂，故E选项不正确。环烯醚萜苷**易被水解**，生成的苷元为半缩醛结构，其化学性质活泼，容易进一步发生氧化聚合等反应，**难以得到结晶性苷元**，故B和D选项不正确。

113. 解析：《中国药典》对**人参、西洋参、甘草和黄芪**有机氯农药的残留量进行了规定，总六六六（BHC）不得超过0.2mg/kg，总滴滴涕（DDT）不得超过0.2mg/kg，五氯硝基苯（PCNB）不得超过0.1mg/kg。故本题选ABCE。

114. 解析：除去鞣质的方法有铅盐法、明胶法、聚酰胺吸附法、石灰法、冷热处理法和溶剂法，故本题选ABCDE。

115. 解析：盐杜仲引药入肾，直达下焦，温而不燥，补肝肾、强筋骨、安胎的作用增强。盐黄柏可引药入肾，缓和枯燥之性，增强滋肾阴、泻相火、退虚热的作用。**盐泽泻引药下行，并能增强泻热的作用，利尿而不伤阴**。盐制吴茱萸宜用于疝气疼痛。**盐车前子泻热利尿而不伤阴，并引药下行，增强在肾经的作用，用于肾虚脚肿，眼目昏暗，虚劳梦泄**。故本题选CE。

116. 解析：中药的安全性检查包括内源性有毒、有害物质及检测和外源性有害物质及检测。内源性有毒、有害物质包括肾毒性成分的马兜铃酸、肝毒性成分的吡咯里西啶生物碱等。外源性有害物质及检测又包括重金属及有害元素、农药残留量、黄曲霉毒素、二氧化硫残留量。**浸出物测定属于中药的有效性评价**。故本题选BCDE。

117. 解析：麻黄中含有多种生物碱，以麻黄碱和伪麻黄碱为主，**《中国药典》以盐酸麻黄碱和盐酸伪麻黄碱为指标成分进行鉴别和含量测定**。此外还有少量的甲基麻黄碱、甲基伪麻黄碱和去甲基麻黄碱、去甲基伪麻黄碱。故本题选AD。

118. 解析：药物煅制时，**不隔绝空气的方法称明煅法**，又称直火煅法。该法主要适用于矿物类、贝壳类及化石类药物。**如白矾、牡蛎、石决明、石膏。血余炭用扣锅煅**。故本题选ABCD。

119. 解析：**自然铜**主含二硫化铁及铜、镍、砷、锑等成分。自然铜经火煅后二硫化铁分解成硫化铁，经**醋淬**后表面部分生成醋酸铁，且能使药物质地疏松易碎，并使药物中铁离子溶出增加，易于在体内吸收。**煅赭石**经煅制后以**醋液淬制**质地酥脆，淬液用尽为度。血余炭采用的是扣锅煅法。石膏、白矾采用的是明煅法。故本题选AE。

120. 解析：虎杖中蒽醌类成分包括**大黄素**、**大黄酚**、**大黄酸**、大黄素甲醚-1-β-D-葡萄糖苷、**大黄素-1-β-D-葡萄糖苷**、6-羟基芦荟大黄素、大黄素-8-单甲醚、6-羟基芦荟大黄素-8-单甲醚等。故本题选ABCD。